中国家庭必备书，专为现代父母编写

父母是孩子最好的医生

㊣

杨 莉 编著

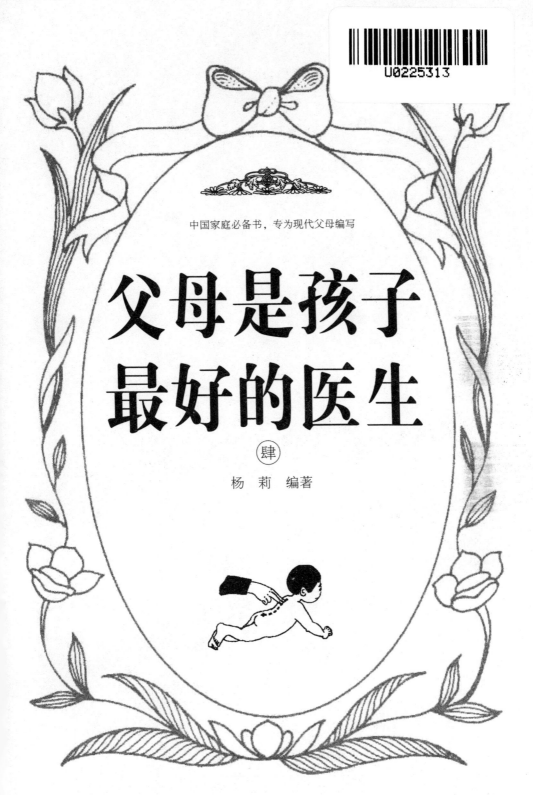

江西科学技术出版社

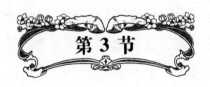

父母要做孩子最好的急救师

异物入耳时，视情况采取措施

当有东西进入孩子耳朵时，父母要根据具体情况，采取不同的抢救措施：

1. 虫子进入耳内

当虫子进入孩子耳朵时，父母可以向孩子耳内灌入婴儿油或色拉油，这可使昆虫窒息而死，浮上油面，此时再用镊子取出。

需要注意的是任何情况下都不要为取出异物而向耳内灌水。

虫子进入耳内，如果不用油而用水灌入耳内的话，虫子会紧贴住外耳道的上皮，反而更难将虫子取出。如果是米粒、豆子、种子之类的东西进入耳内，向耳内灌水后会使它们膨胀，更难取出。在家里如果不能将进入耳内的异物取出，就一定要去看医生。

2. 玩具等硬物入耳

硬东西进入孩子耳朵时，父母要让孩子进入异物的耳朵朝下，叩击对侧头部，使进入异物的耳朵下倾，将耳郭向后上方牵引，轻击头的另一侧，小的异物可以掉出。

此外，婴幼儿常常在大人不注意的时候往自己耳朵里塞东西，但孩子自己不能表达，父母若发现孩子精神不好、突然哭泣、不愿让人碰耳朵时，可能是其耳朵里进了异物，父母要及时帮其解决不适。

排除鼻中异物的好方法：擤鼻、打喷嚏

有的年龄大一点的孩子常把玩具的零件、豆子等物体塞入年龄小的孩子的鼻子里，有时婴幼儿也会把那些东西塞进自己的鼻子，弄不出来会造成事故。父母一定要注意把掉在床上、地上的小物体捡起来，放在孩子够不着的地方，并且家长的视线不能离开孩子。

一旦有异物进入孩子鼻子，父母应立即处理，下面介绍几种方法。

（1）让孩子擤鼻子。让孩子将没有进入异物的鼻孔压住、闭口，将空气从鼻孔喷出。如果一次没有成功，可连续试 2 ~ 3 次。

（2）让孩子打喷嚏。有时候，打喷嚏可以让异物排出，如果孩子不能喷鼻时，父母可用纸帮助孩子刺激鼻孔，让异物尽快排出。

孩子噎食父母别紧张，想办法急救是关键

孩子发生噎食时，不少家长首先会想到去医院，殊不知，如果噎食造成窒息，四分钟内不解决往往会因严重缺氧、心搏骤停而死亡。因此，家长掌握急救方法，第一时间进行急救更有效。

3 岁以内的婴幼儿发生噎食时

（1）拍击背部 5 次。把宝宝脸朝下放在你的一只胳膊上，保持宝宝的头低于他的身体，用手指支撑宝宝的下颌，用掌根部连续拍击宝宝的背部中央 5 次。检查宝宝的嘴，取出食物。

（2）按压胸部 5 次。如果拍击背部失败，就要把宝宝转过来，头部依旧保持低位。把两个手指放在胸骨上，向上按压 5 次。

3 岁以上的孩子发生噎食时

（1）拍击背部 5 次。让孩子向前倾斜，用掌根部连续拍击孩子肩胛骨之间的部位 5 次。如果孩子比较小，可以让他坐在你的大腿上，保持头低于身体的位置，拍击他的背部。检查孩子的嘴，取出食物。

（2）按压胸部 5 次。如果呼吸道依旧堵塞，就用一只拳头抵在孩子的胸骨下半部，用另外一只手握住拳头，用力向内向上推

压。每间隔 3 秒钟推压一次，一共重复 5 次。检查孩子的嘴，取出食物。

（3）按压腹部 5 次。如果孩子依旧无法呼吸，握紧拳头抵在孩子的上腹部中央，用另外一只手握住拳头，用力向内向上按压 5 次。检查孩子的嘴，取出食物。

（4）重复 1～3 的步骤。如果腹部按压也失败了，就要重复背部拍击、胸部按压和腹部按压 3 次，并立刻叫急救，一直重复这个循环动作直到救护车到达。

咽部卡住异物，怎么办

小孩子咽部卡住异物的现象很常见。因为小孩子喜欢将钱币、纽扣、小玩具等含在嘴里，在哭、笑、跌倒时，容易误入咽部；吃饭太快、太急，或边吃边说边笑，常会将鱼刺、骨片、枣核等卡在咽部。异物的种类（大小、质地、形状）不同，发生的部位不同，其临床表现也不同。一般常有发痒、咳嗽、哽咽、疼痛等，发生在鼻咽部的异物常有鼻阻塞症状。如果异物卡的时间较长，可在周围生出肉芽组织将其包裹，也有的继发感染、局部肿胀，甚至化脓。

孩子误吞异物时，有的父母让孩子口嚼大块馒头咽下，试图把异物推入食管、胃，这种处理是错误的，它容易使异物划破周围组织或器官，造成更严重的损伤，甚至发生感染、出血等。

正确的方法是：让孩子张口发"啊——"的声音，用牙刷柄或汤匙柄压住舌根，用手电照明，再用长柄镊子将异物取出。如取不出，应及时将孩子送到医院，请医生处理。

预防孩子咽部异物，要做到在吃饭时不要让孩子谈笑，还要防止孩子"狼吞虎咽"，此外，父母要教育儿童不要将玩具放在嘴里玩耍。

孩子抽筋了，怎么办

　　抽筋是一种肌肉强直而疼痛的收缩（痉挛），通常发作突然而剧烈，多发生于小腿肌肉。但是，抽筋常常只持续几分钟。除了疼痛，肌肉还会感觉又硬又紧，抽筋部位能够看到隆起或扭曲的肌肉。抽筋常常由激烈运动、反复活动或躺、坐姿势不正确引发。部分跟运动相关的抽筋是由于出汗造成盐分的丢失引起的，由于血液缺钠造成的反复性或长时间的抽筋则比较少见。

　　一旦孩子发生腿抽筋时，父母首先要做的是：向自己的方向轻拉孩子患肢的脚趾，然后把腿推回去使孩子脚趾向上，保持这个姿势几分钟。

　　等孩子疼痛消失后，父母应帮孩子轻柔按摩或拉伸发病的肌肉，以缓解孩子的抽筋。如果还有些疼痛，用毛巾包裹一个热水袋放置在患处，或让孩子泡个热水澡或洗个淋浴，也可以给孩子服用对乙酰氨基酚或布洛芬。

　　抽筋可能会引起孩子惊恐，告诉孩子抽筋是普通的暂时现象，打消孩子的顾虑。让孩子运动时多喝水，有助于预防抽筋，尤其是炎热的天气，更应该这样。

　　孩子抽筋一般是缺钙的表现，缺钙严重的孩子晚上睡觉时还会磨牙，所以，父母平时要给孩子多吃一些豆制品、虾皮、鱼肉等含钙丰富的食物，多带孩子去户外晒晒太阳。

应对孩子惊厥，四大要点须注意

有的母亲可能遇到过这样的情况：孩子前一秒还是好好的，后一秒就开始两眼凝视，不省人事，紧接着手脚抽动起来，继而面色转青紫，口吐白沫，样子十分吓人。面对这种情况，很多母亲都会不知所措，结果耽误了孩子的治疗。

事实上，这种状况属于惊厥，俗称抽风，是孩子常见的一种症状。

孩子身上最常见的是高热惊厥。高热惊厥的发作和温度过高有一定的关系，温度升高过快，一般家长没有及时给孩子减少衣服，就有可能出现高热惊厥现象。

惊厥属于急症，父母应争分夺秒尽快终止孩子抽搐，如果处理不及时或处理不当，可由于脑缺氧而致脑神经细胞不可逆的损害，以致产生智力障碍、智力低下等不良后果，所以对孩子的惊厥绝不能掉以轻心。处理方法包括：

（1）一旦发现孩子惊厥，不要慌乱，不要用力拍打和摇晃孩子，也不要使劲搂紧孩子，应立即使孩子卧床，解开孩子的衣领纽扣及裤带，并使其保持安静，头偏向一侧，以防呕吐物吸入气管。为防止舌咬伤，可用纱布包好压舌板，置上下磨牙间，或将手绢拧成麻花状塞在患儿的大牙中间。口腔有分泌物、食物的，要及时清除干净。

（2）用强刺激手法，针刺或指压人中、合谷等穴位。

（3）惊厥时如伴有高热，家长应用冷毛巾敷孩子前额，或用温酒精擦浴等。

（4）若小儿惊厥不能很快停止，应送医院进行治疗。

压迫、降温法就能帮孩子止鼻血

孩子流鼻血有多种原因，如感冒时用力擤鼻涕、习惯用手指抠挖鼻孔、受到外力重击等，但无论是哪种原因引起的流鼻血，父母都必须立即采取措施。

（1）紧紧地捏住孩子的鼻子压迫止血。鼻出血多数是因为集中在鼻孔入口处的细长静脉破裂而致，一般用压迫法即可止住。孩子流鼻血时，父母要用力按压孩子鼻子的下部约 10 分钟。另外在止血时，要让孩子的头稍微向下低一点。

（2）采取了上述方法仍不能止血时，父母可以用干净的脱脂棉堵住孩子的鼻孔。采用这种方法时，要注意棉签不要全部塞入鼻中，要在鼻孔外留一部分，在止血后还要将棉签留于鼻中至少 20 分钟。

（3）孩子流鼻血时可用降温法处理。用冷毛巾或布包裹冰块敷于孩子鼻子上，这样可以使血管收缩，达到止血的目的。

育儿小贴士

现实生活中，有些孩子动不动就流鼻血，这是为什么呢？其实流鼻血是身体虚弱的孩子的通病，一般来讲，反复流鼻血的孩子多是阴虚火旺。

"阴"在身体内就是血液，血液少了，身体能不上火吗？所以要想治愈孩子流鼻血，就要让孩子多吃补血的食物，少吃上火的食物，同时给孩子按摩，祛除体内寒湿。只要孩子血液充足了，身体内部寒湿少了，身体综合素质增强了，流鼻血的次数自然就会越来越少。

孩子夏季中暑"掐三穴"

在炎热的夏季，孩子很容易中暑，一旦中暑怎么办呢？做父母的不要着急，也不要慌张，在这里向大家推荐一种急救方法——掐三穴，即掐人中穴、合谷穴、内关穴。

在夏季，如果本来活泼爱动的孩子突然不爱动了，精神也不好了，还会出现头晕、头疼、面色苍白、恶心、动作不协调等状况，说明孩子有可能中暑了。

这时要赶紧把孩子转移到阴凉通风处，掐孩子的人中穴（位于人体鼻唇沟的中点）、内关穴（位于手腕内侧 6~7 厘米处）以及合谷穴（位于双手大拇指与食指的分叉处），这种方法对于大汗虚脱的孩子有很好的治疗效果。

另外，还可以通过按摩其他穴位让孩子舒服些。方法很简单，找到孩子后颈部大筋两旁凹陷处，与耳垂平行处的风池，以食、中指一起按摩，可以达到放松颈肩部肌肉、缓解头晕头痛、生津止渴的效果。

同时，最好给孩子喝点盐水，但不能过量饮水，尤其是热水。因为过量饮用热水会使孩子大汗淋漓，造成体内水分和盐分进一步大量流失，严重时还会引起抽搐。

一般两三岁的孩子每隔一小时饮用 30~50 毫升即可。但是，如果孩子出现高热，即体温达到 38℃以上，就必须尽快送医院就医。

　　其实，最主要的还是预防，平时最好注意让孩子保持凉爽，给他吃一些西瓜、喝一些绿豆汤，如果有空调可以开一段时间，热的时候最好不要带孩子出游。

孩子误服药物的急救办法

小孩子对药物没有辨别能力，因此误服药物的情况时有发生，针对孩子误服的不同药物，应采取不同方法进行急救。以下介绍几种孩子误服药物的常见情况：

（1）误服避孕药。多见于 4～5 岁的孩子。轻度会有恶心、呕吐、困倦等症状；中度则除上述现象外还会有性早熟迹象，小女孩还会出现白带，甚至会有阴道出血和鼻出血。若服下大剂量未被及时发现，还会损害肝细胞。发现后，首先应设法让孩子呕吐，如用手指压迫咽喉部（即舌根），其次，让孩子大量饮水，起到洗胃催吐的作用，并促使已吸收的药物尽快排出。

（2）误服灭鼠药。误服后会出现头痛、头晕、恶心、腹痛，严重者会有生命危险。要立即送医院，在医生处理之前，为避免毒物吸收量增加，要禁食牛奶和脂肪类食物。

（3）皮肤接触毒物。应立即用冷水冲洗，根据毒物性质及早使用对抗性中和剂。如酸性毒物可用肥皂水，碱性毒物可用食醋冲洗。

（4）吸入有毒气体。应立即将患儿抱离现场，转移到空气新鲜的地方，情况严重时，应立即就医。

父母必知的孩子外伤处理方法

小孩子喜欢玩耍，很容易碰破头或划伤手，磕破膝盖更是常有的事，因此父母要了解一些处理外伤的基本知识。

1. 如伤口未流血，可用清水将患处清洗干净，再用清洁的纱布或手巾捂住患处，然后涂上消毒药水。

2. 如果伤口少量流血，要按以下步骤处理：

（1）用冷水冲洗伤口，如果摔伤时伤口沾有泥污，要先把泥污洗干净，再用洁净纱布或脱脂棉轻盖在伤口上，吸干流出的血液。

（2）止血后，用创可贴裹住患处，若无创可贴，可暂用纱布包扎，注意包扎松紧要适度，这样既便于清洁，保持干爽，又可避免细菌感染。

3. 如果伤口较大，流血较多，一定要在去医院前进行初步包扎止血。方法如下：

（1）尽量将孩子流血的部位抬高，如果是下肢受伤，让孩子平躺，让伤口超过胸口（心脏）的高度，同时检查伤口有无异物。

（2）用洁净的纱布或手巾盖在伤口上，并用手压住伤口，也可用手指压住靠近伤口以上部位的动脉血管止血。

（3）如果上述方法效果不明显，可用绷带包扎伤口止血，但不要太紧，否则会影响血液循环而使孩子的皮肤变青。

4. 如果出现骨折或有异物在伤口处，千万不要自行处理，不要压迫伤口，要用纱布盖住伤口，用手压迫上端动脉止血，并立即送往医院。但送医院前不要进食，防止麻醉时呕吐。

孩子烧烫伤三步急救

孩子在家中意外烫伤、烧伤时，家长不要惊慌失措，要按如下步骤处理：

（1）让孩子迅速脱离热源。若烫伤部位在衣服内，不要强行脱去衣物，因为衣服贴着皮肉，脱去时可能扯伤皮肤。若烫伤严重，医生会剪开衣服治疗。

如果衣、裤着火，不要让小儿跑跳，要就近取水浇灭。如果现场很难找到水，可用大人的衣服或被褥将火捂灭（如果电热毯着火，切记先断电源，再浇水灭火）。

（2）用大量冷水冲洗孩子伤处 10~15 分钟。

（3）冲后再去医院就医。

如果烫伤、烧伤轻微且面积较小，可在家中自行处理，涂抹烧伤药膏，但要注意防止感染，不放心时可向医生咨询。若烧伤烫伤面积较大、较严重时，要尽快去医院治疗。

木刺扎进手指，消毒处理很重要

在日常生活中，男孩子们经常"耍刀弄棍"，因此手指被木刺、竹篾或针刺扎伤是常有的事，有时木质和竹质刺极易折断，残留于指甲下和手指软组织，使孩子们疼痛难忍。其实，被刺伤的伤口大小或出血多少是次要的，主要应注意不要有木刺残留在伤口里，否则就有可能使伤口化脓。被刺伤的伤口往往又深又窄，易被破伤风细菌侵入、繁殖和感染，所以当孩子的手指被木刺扎了以后，必须取出异物，消除隐患。

手指扎进木刺后，如果确实已将木刺完整拔出，可再轻轻挤压伤口，把伤口内的淤血挤出来，以减少伤口感染的机会。然后，用碘酒在伤口的周围消毒，再用酒精涂擦 2 次，用消毒纱布包扎好。

如果伤口内留有木刺，在伤口周围消毒后，可用经过火烧或酒精涂擦消毒的镊子设法将木刺完整地拔出来。如果木刺外露部分很短，镊子无法夹住时，可用消过毒的针挑开伤口的外皮，适当扩大伤口，使木刺尽量外露，然后用镊子夹住木刺轻轻向外拔出，将伤口再消毒一遍后用干净纱布包扎。为预防伤口发炎，最好服用复方新诺明 2 片，每日 2 次，连服 3 ~ 5 天。若木刺刺进指甲里时，应到医院里请医师拔出。

父母们一定要牢记，如果孩子是被深的木刺刺伤，一定要带孩子去医院注射破伤风抗毒素，以防万一。

育儿小贴士

因为宝宝的自我保护能力有限，所以常会被异物刺入皮肤，可采取以下办法挑去肉中刺：

1. 冰块。小刺扎进手指，可先将指尖放在冰块上冻至发麻，再用小针挑刺，这样就不会感到疼痛。

2. 伤湿止痛膏。皮肤被带刺植物如仙人掌、仙人球刺伤后，可用伤湿止痛膏贴在被刺的部分，然后在电灯泡上加热，使它与皮肤充分黏合，10 分钟后揭开伤湿止痛膏，即可拔出细刺，未拔出者可重复 1 次。

3. 风油精。竹丝、木刺刺入皮肤后，可在患处滴 1 滴风油精，然后用针尖轻轻挑出，可防痛、防出血。

动物蜇咬，紧急处理有 5 大妙招

有时候带孩子到郊外去游玩，很可能被蛇或者昆虫蜇、咬，那么出现这种情况时，我们应该怎样对伤口进行紧急处理呢？

（1）被蜂蜇了以后，应该先把毒刺挑出来，但是不要挤压伤口。

（2）发现蚂蟥叮咬孩子时，不要强行拉它，以防拉断而吸盘仍留于创口，加重伤情，可用手拍它的头部，使其自动从皮肤脱落，伤口用盐水冲洗，无菌纱布包扎。

（3）孩子被蛇咬伤后，要立即用清水冲洗伤口，然后在受伤的部位上方捆扎。不要让孩子到处走动，以防止毒液蔓延扩散，不要自行切开伤口，更不要用嘴吮吸伤口，进行紧急救助后要马上带孩子到医院继续观察、救治。

（4）被蜈蚣、蜘蛛等毒虫咬伤后，可与蛇伤一样对待，有条件时可用凉毛巾或冰块敷在伤口处，可以缓解伤口的疼痛。

（5）猫科、犬科甚至猫头鹰身上都带有狂犬病毒，一旦被这些动物咬伤，要立即清洗伤口上的唾液，并到医院去注射狂犬疫苗。

育儿小贴士

要是孩子不小心被狗咬了，父母一定要保持冷静，将孩子伤口内的污血挤出，以防止狗牙上附着的细菌和病毒进入血液循环。接着用20%的肥皂水反复冲洗伤口，时间不得少于30分钟，然后用清水冲洗，再涂上碘酒烧灼伤口，也可用醋冲洗伤口。伤口不需缝合，也不必包扎，覆盖上消毒或干净纱布，用胶布固定即可。然后，要尽快带孩子去有关部门注射狂犬疫苗。如证实狗确实为"狂犬"，还应注射抗狂犬病血清及人狂犬病免疫球蛋白。

孩子脱臼，送医院之前先固定

在日常生活中，孩子常会因摔、跌、碰、撞等外力损伤，使组成关节的骨关节面失去正常的对合关系，即造成脱臼。

根据脱臼关节的不同，可分为肩关节脱臼、肘关节脱臼、髋关节脱臼等。脱臼后，孩子的关节部位往往会出现肿胀、疼痛及活动困难等症状。

父母在发现孩子脱臼时，应让其保持平静，不要活动，尤其脱臼部位不能活动，也不要因发生剧烈疼痛而揉搓，然后再对孩子进行应急救治与处理。

如果孩子是肩关节脱臼，可把其伤臂肘部弯成直角，用三角巾悬吊起前臂，挂在脖子上；如果孩子是肘关节脱臼，也是把其肘部弯成直角用三角巾悬吊住前臂，挂在脖子上，但同时要用一条比较宽的带子缠过其胸部，然后在脑前打结，把脱臼的关节固定住。最后，以最快的速度将孩子安稳送往医院进行救治。

此外，如孩子脱臼部位在髋部，则应立即让其平躺，并送往医院。

消除危险，给宝宝一个安全的家

近年来，家庭意外事故不断发生在正在学爬的宝宝身上，那么如何给孩子一个安全的家呢？

（1）放置背投式大屏幕彩电的电视机柜，其承重台面应加固，要确保它不会在宝宝拉拽时断裂。

（2）将玻璃、琉璃、塑钢制小型艺术品放在宝宝够不到的地方。其他尖利的物品也应远离宝宝的爬行范围。

（3）有尖锐角的家具应用软布"包扎"一下，嫌麻烦的话，可以去一些新型家具店、建材店购买现成的包角套。

（4）将家中的盆养植物收起来，不要让宝宝误食，塑胶盆花应勤加检查，看看它是否牢固，不要让宝宝有弄断、吞食的机会。

（5）洗衣粉、洁厕粉、地板清洁剂、打蜡油等化学试剂都不应放在宝宝爬行的范围内。

（6）将宝宝够得到的电源插头用胶布封起来，或买现成的安全电源套套上。

最后，爸爸妈妈可蹲下身，身体力行地爬行一遍，看看在宝宝的爬行范围内还有没有漏网的危险品。

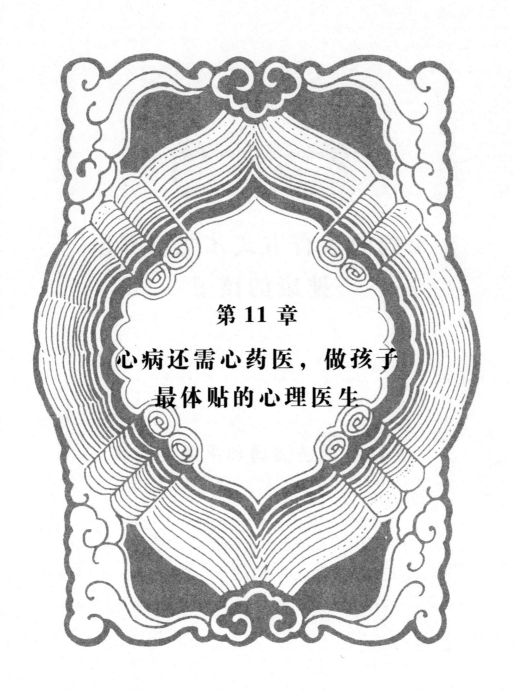

第 11 章

心病还需心药医，做孩子
最体贴的心理医生

第 1 节

正确的教育方式才能培养出
健康的孩子

太过听话是懦弱和平庸的前奏

每个父母都期望自己的孩子"听话"，少让大人操心，一切听从大人的吩咐，按照大人的意图办事，遵守纪律，听老师的话……但是，我们可曾想过，听话的背后却很可能埋藏了一粒"压抑"的种子。

听话的孩子突然变了

夏夜的大街上，人们三三两两，在悠闲地散步、聊天、娱乐。从远处走来两个急匆匆的人，他们是黎乐的爸爸妈妈，他们一边疾走一边向四处张望，熟悉他们的人都知道，他们在寻找黎乐，因为，这样的情形时有发生。走遍了整条大街，他们还是没有见到黎乐的身影，于是，夫妻俩只好去一家家书店寻找。

果然，在一家书店里，他们找到了正沉浸在武侠小说里的黎乐。最近，黎乐迷上了武侠小说，被书中那些侠肝义胆的武侠人物迷得神魂颠倒。为此，父母苦口婆心地跟他谈了好几次话，没想到父母说一句，他顶一句。因为迷恋武侠小说，黎乐甚至开始在课堂上偷看小说，已经被老师发现了好几次。为了不让他继续沉迷下去，父母费尽心力，无论刮风下雨，每天都在教室外面监视他。

"我儿子小的时候可乖了，又聪明又听话，从不跟我们顶嘴吵架，他画的画还获过奖呢！没想到他现在却成为这个样子，整天看武侠小说，为了不被我们发现，他每天晚上都关灯用手电筒看……"妈妈向邻居哭诉。

一个乖巧可爱的孩子为什么突然变了，变得连父母都不认识了？回顾四周，这种小时候顺从、长大后难管的事例，恐怕不在少数，难道仅仅是因为"青春期叛逆"吗？其实若是深究的话，我们会发现，孩子越大越难管的原因正是"小时候太乖了"。

"听话，乖"几乎是家长的口头禅，每个父母都期望自己的孩子少让大人操心，一切听从大人的吩咐，按照大人的意图办事，遵守纪律，听老师的话……这样的孩子当然很受家长和老师

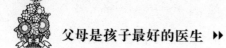

的喜爱。

然而我们有没有想过，听话的背后可能是"压抑"。为了得到父母的疼爱、老师的赞美，孩子宁愿牺牲自己的主张，就算是违背自己的意愿也在所不惜。"听话"久了，孩子便会慢慢习惯按照大人的指示办事，一旦失去成人的指点，就会茫然不知所措，没有自己的独立见解，不敢坚持自己的立场。

孩子能听进父母的建议当然是好事，但是过于听话的孩子可能不仅仅在"听取建议"，同时也可能在压抑自己。怎么分清"听话"与"压抑"的区别呢？如果孩子的"听话"是建立在孩子有话不敢讲，有想法不敢付诸行动，特别在乎大人的脸色的基础上，那就是一种"压抑"了。

别让听话变成懦弱和平庸的前奏

通常在人们眼中，听话的孩子似乎更招人喜爱。但实际上，从十二三岁开始，一直到青春期结束，是我们生命中的第二个"叛逆期"（第一个在两三岁时）。正常情况下，每个青春期的孩子都会表现出较强烈的叛逆，不听父母的话，什么事情都要自己来。他们这样做，只是为了脱离对父母及重要亲人的依赖，走向独立的自己。以正常的速度走完这个叛逆期之后，他们在18岁左右就形成了一个完整的"自我"，他们逐渐开始了解自己是一个什么样的人，而这也意味着他们终于成了一个成年人了。有了这个"自我"，他们就会有比较强烈的欲望，明白自己想要什么不想要什么，从而不需要监督也能有很强的动机去追求一些人生目标。

然而，那些过于听话的"好孩子"，由于他们的父母控制欲望太强，一直让孩子按照他们的安排来学习和生活，而根本没有给孩子独立的空间，甚至严格抑制孩子的"叛逆"。这样的话，这些听话的好孩子的青春期就没有一个正常的"叛逆期"，这会造成两个恶果：

一是叛逆期推迟。有的孩子从小就很听话，从不反抗父母、老师，但是却在成年之后出现了强烈的叛逆心，开始和父母作对。另外一个就是缺乏生命力。一般来说，太听话的孩子，都有一种通病：缺乏激情。因为他们不管是学习还是做别的事情，都不是发自内心，而是为了满足父母及家人的期待。事实上，这种刻意的努力，是一种强迫性的努力。但是，他们对于自己努力得来的结果，比如好成绩等奖赏没有什么热情，他们的口头禅是"无所谓"，仿佛没有什么能引起他们的兴趣。

所以，父母们不应强求你的孩子太听话，别让听话变成懦弱和平庸的前奏。

给孩子空间，让他去"淘气"

生活中，我们常常听到家长对孩子嚷："你怎么这么不听话！"父母大多喜欢听话的孩子，因为这样的孩子好带、省心。但是，有所得必有所失，长期要求孩子听话可能会使他们失去独立性。可能父母觉得孩子对他们有依赖性是件好事，但父母却不知道自己正把孩子培养成一个没有责任感、不懂得用头脑而且怯懦的人，这类孩子在长大后也难有作为。

有关心理学家做过一个分析和研究，结果表明：当被问及"你要喝什么"时，回答"我想喝咖啡，不想喝红茶"的人比回答"什么都可以"的人，将来在社会上更有作为。因为他遇事有自己的主张，而且敢于表达自己的主张。因此，为了孩子的健康成长，应该培养孩子的独立精神，允许孩子有自己的主张。一般欧美国家父母的做法是：鼓励孩子发表自己的意见，提出自己的要求；当孩子的意见和要求不妥当时，立即给予纠正，并说明父母不能满足孩子要求的原因。

研究证明，"淘气"的孩子往往比"听话"的孩子更有创造力。其原因就是淘气的孩子接触面广，大脑受的刺激多，激活了孩子的智能。因此，给孩子一点"不听话度"对提高孩子的创造力是有好处的。

创造需要一定的时间和空间。如果把孩子捆得死死的，一点自由支配的时间都没有，他们怎么去进行创造？因此，父母应给孩子更多的时间和空间，让他们去"淘气"，让他们自由自在地去遐想、去活动、去创造。

爱的缺乏让孩子爱上手指

在我们身边，有很多吃手指或咬指甲的孩子，这个看似平常的现象，却有着深层次的心理学意义，孩子喜欢吃手指、咬指甲，可能是由于爱的需求得不到满足引起的。

喜欢吮吸手指的大男孩

小勇的父母都在一家大型企业上班，加班是常事，于是小勇独自在家也成了家常便饭。小勇已经6岁了，长得虎头虎脑的，人见人爱，但令父母忧心的是，小勇至今仍保留着吮吸手指的习惯。

这天，小勇和父母一起去姥姥家。小勇很喜欢去姥姥家玩，因为那里有小表哥浩浩和小表弟涛涛陪他玩。三个小家伙有一段时间没见面了，刚一见面，浩浩就特别热情，还将他爸爸给他新买的玩具枪给小勇玩。看到浩浩的玩具枪，小勇爱不释手，玩起来就不想放下了。没多久，浩浩和涛涛也想玩，就央求小勇把枪给他们玩一会儿。但是，小勇不舍得把枪让给他们玩。浩浩和涛涛见小勇半天都不把枪给自己玩，于是两个人一起把玩具枪从小勇手里抢了过来，还把小勇推倒了。

"哇——"小勇大哭起来，父母闻声赶来，从浩浩的嘴里得知了事情的原委，爸爸批评了小勇。父母走后，浩浩和涛涛哥俩

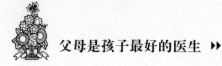

也不理小勇了，看着他们玩得起劲，小勇默默地在一旁看着，下意识地把手指塞进嘴里吮了起来。

每每看到小勇咬手指，父母都会严加斥责，甚至打骂。然而，小勇至今仍难以改变这种习惯，不由自主地就将手指塞进了嘴里。如今，小勇的右手食指都已经有一些畸形了。

日常生活中，只要我们稍加留意，就会发现身边有很多像小勇那样吃手指或者咬指甲的儿童。心理学家指出，吮手指和咬指甲是儿童期发病率较高的一种心理运动功能障碍。美国的一位心理学家经过长时间的调查研究，结果表明，在 6 ~ 12 岁的儿童中，有12％的儿童"经常"甚至"几乎整天"吮手指，而有44％的儿童经常咬指甲。

一般说来，大多数的婴儿都有吮手指的行为，特别是婴儿长牙的时候，这是正常现象。随着年龄的增长，大多数儿童吮手指或者咬指甲的现象就会逐渐消失，但也有少数会持续到成年。心理学家认为，儿童吮手指、咬指甲的行为主要是因为儿童爱的需求得不到满足引起的。

从手指中吮到的远不止是病菌

吮手指、咬指甲看似是很平常的现象，但是对孩子的影响和伤害却是深远的。因为，儿童从手指中吮到的远不止是病菌。

我们知道，人的手是接触外界最多的一部分，特别是孩子，出于好奇，总喜欢这儿摸摸，那儿抓抓，甚至会在地上爬。因此，孩子的指甲缝中和指尖上会沾有大量的细菌、病毒等。此外，一些儿童玩具、食品包装和学习用品等带颜色的塑料产品中含有大量的铅，孩子在吮手指、咬指甲时，无疑会把大量病菌和铅等有害物质带入口腔和体内，导致口腔、牙齿感染，儿童体内铅含量过高等。

另外，经常吮手指、咬指甲还会对儿童的牙齿造成伤害，造成牙齿排列不整齐，如牙齿外暴，门牙缺角，影响孩子的容貌。咬指甲还可能造成指甲畸形，破坏甲床，引发出血或感染，造成感染化脓等，给孩子带来痛苦。

此外，孩子吮吸手指常会遭到小朋友的耻笑，引发他的害羞、焦虑等情绪；再者，经常吮吸手指，总是把手放在口中，会影响孩子手指肌肉发育和精细动作的发展，从而对以后的工作、学习及生活也有一定的影响。

尝试将爱落到实处

吮手指、咬指甲会对孩子日后的生活产生重大的影响，必须进行矫治。父母可以从以下几个方面做出努力。

（1）营造温馨和谐的家庭环境。部分孩子之所以会吮手指或咬指甲，是因为父母关系紧张，经常吵架，或对孩子要求太严，经常打骂孩子。因此，只有营造温馨和谐的家庭环境，才能使孩子情绪稳定，使他改掉吮手指和咬指甲的毛病。

（2）关注孩子的心理需求。父母应当从百忙的工作、家务中抽出时间，多与孩子在一起交流感情，并多进行肌肤接触，陪孩子做游戏，陪孩子睡觉，在睡觉前给孩子以抚摸等温情，使孩子有足够的幸福感和满意感。

（3）鼓励孩子多与同伴玩耍。给孩子安排一些合适的手工活动，尽量使他们不闲待着。如让孩子玩积木、玩沙子、画画、做游戏等，以把孩子的注意力引向快乐、活泼的活动中，让孩子忘记这种不良行为。

（4）对孩子要宽容。在矫正孩子吮手指、咬指甲的行为时，父母的态度要和蔼亲切，语言动作要轻柔，千万不要大声呵斥、恐吓、打骂，不要采取简单粗暴的禁止，因为这样只会强化这种行为，使孩子感到更紧张，甚至产生自卑感、孤独感等不健康心理。

（5）运用"厌恶疗法"。在不得已时，可在孩子的手指上抹点黄连素或胡椒粉，使他吮吸时产生一种厌恶感，可减少或逐渐消除这种不良行为习惯。

没有语言障碍，但就是不说话

孩子在家里会和家人唧唧喳喳说个不停，但是在学校或者陌生的场合却拒绝开口说话，变成了"小哑巴"。孩子这样，父母很着急，想方设法让孩子开口，但父母越是着急，孩子越是缄口不言。

完全不和家人以外的人说话

小宇从小就是个胆小的孩子，很怕见生人，平时家里来了客人，他总是躲在自己的小房间里不出来。有时候妈妈带他到公园里散步，他不是躲开其他小朋友，就是一个人自顾自地玩。妈妈只当他是胆子小也未曾引起重视。

上小学以后，小宇上课认真听讲，老师布置的作业也都能按时完成，但是他上课却从不回答老师的提问，下课的时候也不愿和别的小朋友一起做游戏、交流，班里组织的各种集体活动，他也不愿参加。时间长了，小朋友都觉得他很孤僻、不合群，所以都不和他玩了。老师发现情况后，先让班长和他结成对子，可是当班长和他交谈时，小宇不是用点头、摇头等动作来表示，就是用笔谈的方式和班长交谈。

老师无奈之下，将小宇在学校的这一情况通知了他的父母。父母很惊讶，因为小宇在家的时候很正常，经常跟他们讲一些学

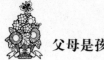

校里的趣事。而且和从小一起长大的小朋友玩时也有说有笑的，并没有发现像老师说的那种情况。小宇的父母很纳闷，怎么小宇在家和在学校里判若两人呢，不知道他是怎么了。

实际上，小宇是患上了选择性缄默症。缄默症是指言语器官无器质性病变，智力正常，但表现出顽固的沉默不语。此症被认为是小儿神经官能症的一种特殊形式，多在3~5岁时出现。

根据儿童在不同场合的不同表现，缄默症可以分为两种类型：一是全面性的缄默症，就是不管在何种场合都不说话，或者是拒绝说话；另一种是选择性缄默症，是指儿童在获得言语功能后，因精神因素而出现的、在某些社交场合沉默不语的症状。缄默症并非言语障碍，而是一种社交功能性行为问题。

选择性缄默症多发生于儿童阶段，他们有正常的言语理解及表达能力，但在公众场合拒绝讲话，越鼓励他们讲话，他们越是缄默不语；有些儿童在幼儿园里不怎么说话，但回家就特别能说；见到亲人或其他儿童时，与其说话，但有其他人在场时，立即低头不语，有时仅用手势动作来交流，如摇手、点头等简单的反应。他们的言语表达在场景上和对象上有鲜明的选择性，约70％的儿童还伴有其他情绪和行为问题。

选择性缄默症多发生在敏感、胆怯、孤僻的儿童身上，女孩比男孩多。

研究发现，儿童患缄默症与儿童自身的性格、家庭环境、心理因素以及发育因素有关。平时父母过分溺爱、保护，初次离开家庭，环境变动均可引起缄默症，部分也与遗传因素有关。也有人认为，儿童是因为感到不安，为了保护自己而保持缄默的。

让孩子不再沉默

对于儿童缄默症，专家建议应该尽量以心理治疗为主，药物治疗为辅。

父母要为孩子创造一个良好的生活和学习环境，鼓励他们积极参加各项集体活动，逐渐消除孩子陌生、紧张的心理状态。

要尽量避免对孩子的各种精神刺激，培养孩子广泛的兴趣爱好和开朗豁达的性格。

当孩子沉默不语时，不要过分注意其表现，避免造成紧张情绪进一步升级，甚至出现反抗心理。可以采取转移法，如父母陪孩子游戏、外出游玩，分散其紧张情绪。

平时在情绪松弛的情况下，孩子刚张口讲话时就给予奖励和鼓励；也可以用孩子最需要、最喜欢的东西作为奖励条件，用行为矫正的方法让孩子说话。

此外，也可以运用药物治疗。对一些症状较重的患儿，可在医生的指导下服用小剂量的安定类药物或抗抑郁药物。

任性，想干什么就干什么

生活中，任性的孩子随处可见，他们做事情时随心所欲，想怎样就怎样，爱做什么就做什么……任性的孩子多半是父母娇惯的，要知道，爱是合理的给予、合理的不给，面对孩子不合理的要求，父母要学会对孩子说"不"。

冬天的一个晚上，妈妈带着 4 岁的皮皮去朋友家串门。回到家，皮皮突然发现一直攥在手里的一块糖果不见了。那块糖果是妈妈的朋友给的，他的家里没有这样的糖果。发现糖果没有了之后，皮皮着急地哭了起来。爷爷、奶奶、爸爸、妈妈都来安慰他，并且给他承诺，第二天一早就去给他买同样的糖果和他喜欢的玩具。但是，皮皮没有丝毫的妥协："我要！我要！我现在就要！"

皮皮在地上打着滚，哭得伤心欲绝，爷爷奶奶、爸爸妈妈看得实在心疼，于是，全家人带上照明工具，"倾巢"出动，沿着回来的路进行了"拉网式"的搜索。眼看着时间一分一秒地过去，都快午夜 12 点了，还是没有见到糖果的踪影。妈妈看到因绝望而哭得伤心欲绝的皮皮，终于硬着头皮敲开了朋友家的门……

皮皮长大了，他喜欢上了一个女孩，但是，那个女孩根本就不喜欢他。他不再打滚哭闹，而是拿起一把刀割破了自己的手

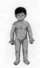

腕……

　　在医院里，皮皮被抢救过来了，但是他却又开始绝食。父母哭着对他说："你想把我们急死啊？不就是一个女孩吗？人生的路还长着呢，好女孩多的是。"但是皮皮恨恨地说："我就喜欢她，就想和她在一起！"

　　从一块糖果开始，皮皮被无休止的满足温柔地包围着，直至失去了理性……

　　生活中，像皮皮这样的孩子随处可见，他们做事情时往往对自己不加约束，想怎样就怎样，爱做什么就做什么，不分是非，固执己见，明知自己不对还要继续做下去。任性的孩子常常用一些手段来威胁他人，如不吃饭、大哭大闹、摔打东西、自杀、离家出走等。

　　产生任性的原因有两个，首先，由于孩子的认知水平不高，不善于从他人的角度考虑问题，他们只考虑自己的需要、自己的情感，尤其是三四岁的孩子，由于活动能力比三岁前大有进步，于是在活动中追求自主，力图表达自己的意志，因此，常常不肯按照家长的意图来办事。

　　另外，如今的父母大多过于宠爱孩子。孩子要什么，父母就给什么，甚至一些不合理的要求也迁就答应，养成了孩子以自我为中心的习惯，一旦遇到不顺心的事情，孩子就会大哭大闹，直到家长让步为止，渐渐地，孩子发现，只要自己坚持，家长就会让步，自己的要求就会满足，于是就养成了任性的性格特征。

　　从心理学的角度来看，任性是儿童意志薄弱、缺乏自控能力的表现。但是，孩子的任性并不是天生的，而是家长不良教育方式的结果。有些家长抱着侥幸心理，认为孩子现在还小，有点小性子也没有关系，等孩子大了自然就会好了。还有一些家长，则以自己的任性来对付孩子的任性，你越不听，我非要你听不可；还有一些家长，每当孩子任性的时候就互相推诿，爸爸说是妈妈惯的，妈妈说是爸爸宠的。于是，孩子不是出现狂躁、郁闷等异常情绪，就是毫无顾忌地张扬任性。

爱是合理的给和合理的不给

美国心理学家斯考特·派克认为，对孩子的溺爱可以说是一种父性或母性的本能。它不需要努力，不需要经过意志抉择，并且对心灵的成长毫无帮助，所以不能算是真爱。虽然溺爱也能帮助建立亲密关系，但要养育健康而心智成熟的孩子，还需要更多的东西。

派克认为：爱不光是给予，它是合理的给和合理的不给；它是合理的赞美和合理的批评；它是合理的争执、对立、鼓励、敦促、安慰。所谓合理，是一种判断，不能只凭直觉，必须经过思考。

并且，这样做的人经常会处于一种两难的困境当中，一方面要尊重所爱的人在生活和人格上的独立，一方面又要适时提供爱的引导。这种真爱复杂而艰巨，需要认真思考，需要不断创新。相反，溺爱不管看起来是多么富有牺牲精神，也是懒惰、缺乏思考、陈旧、僵化的，而且一成不变。最懒惰的就是放纵型的溺爱，因为这样做的父母放弃了思考，让没有控制能力的孩子去发号施令。

孩子任性有时是心理需求

美国儿童心理学家威廉·科克的研究表明，孩子任性也是一种心理需求的表现。他指出，随着生理的发育，幼儿开始逐渐接触更多的事物，但是却不能像成人那样对这些事物做出正确的判断和评价。孩子只会凭着自己的情绪与兴趣来参与，尽管这些事物往往是对他不宜、不利，甚至是有害的。而家长多以成人的思维去考虑孩子参与的结果，完全忽略了孩子参与的情绪和兴趣。实际上，这种情绪和兴趣，正是孩子心理需求的一种表现形式。

5 岁的苏苏看到邻居小朋友的一辆遥控小汽车很好玩，回到家后，便向妈妈提出了要求："妈妈，我要小汽车。"

"好，"妈妈满口答应下来，"明天去买，今天商店关门了"。

"不，我要小汽车，我现在就要。"苏苏坐在地上，哭叫起来。

"你这孩子，怎么这么不听话。"妈妈急了，一把拉起苏苏，"都答应你了，你还想怎样？"

然而，苏苏却一直没有安静下来，反反复复地重复着那句话："我要小汽车。"

这件事情从表面看来是苏苏太任性，在无理取闹。其实真正的原因是她看到那个小汽车上有个小灯在一闪一闪的，她很想知道那个小灯为什么会闪亮，这是一种好奇的心理需求。当这种心理需求得不到安抚和满足时，苏苏只能以哭闹来表示抗议。

处于独立性萌芽期的孩子，一切事物都想亲力亲为，想弄个透彻，这原本是好事。但是，这种"亲力亲为"的心理，往往会在不合理中表现出来。这种任性，实质上是一种与家长对抗的逆反心理，其根源又在于家长最初没有重视他的心理需求。

　　面对这种情况，家长切不可简单地以孩子任性来对待。只要家长了解孩子的心理需求，并认同这种需求，给予足够的重视——例如，上文中的妈妈，就完全可以和孩子聊聊那辆小汽车，聊聊车上的小红灯，并对明天和孩子一同买、玩小汽车进行想象。相信解决孩子的任性并非难事。

叛逆，"你叫我往东，我偏要往西"

孩子长大了，突然变得"叛逆"了，让他做的事情偏不去做，不让他做的事情他非要去做。父母费尽心思，不知如何是好。实际上，孩子在成长的过程中，都会有一个叛逆期，这是每个人从儿童向成人过渡的关键时期。

就是要和你对着干

最近，小斌的父母正在为养了一个"叛逆"的儿子而烦恼。自从上了初中，小斌就越来越不听话了，经常顶撞父母，有时候父母说多了，他甚至理都不理他们，一副大义凛然的样子，随他们怎么说，自己依然我行我素。

小斌特别喜欢打乒乓球，一有空闲，他就会和几个小伙伴一起去体育场打球。小斌的父母对他给予了很大的期望，希望他以后能考上好的大学，有出息。因此，平时对小斌要求很严格。小斌上小学的时候，比较听话，爸爸妈妈不让他打球，他只好忍着，但偶尔也会去打一次。

上初中后，父母为了让他能够考进重点中学，对他的管教更严格了。但是，小斌觉得自己打球并没有影响学习，慢慢地，他与父母的矛盾越来越大，而且还常常闹情绪，打乒乓球的次数反而越来越多了，学习成绩也是直线下滑。

这天，小斌放学后打了一会儿乒乓球才回来，一进家门，父亲就质问他："你又去打球了?"

小斌只是看了父亲一眼，没吭声，径直朝自己的房间走去。

"我跟你说话呢! 你这是什么态度? 真是越大越不懂事了!"

"我怎么了? 不就是打了会儿球吗? 小时候我什么都听你的，可现在我长大了，我有自己的主见，你别再干涉我，行不行?"

"你还有理了? 看看你的学习成绩，直线下降，还不都是因为天天打球?"爸爸越说越气。

"我打球从来就没耽误过做作业，也没有影响到学习!"小斌理直气壮。

"还不承认，那你的成绩怎么越来越差了?"

"还不是你们整天这不行那不许的，我心情不好，学不下去!"说完，小斌走进了自己的房间，重重地关上了门，门外，是目瞪口呆的父亲。

孩子在成长的过程中，都会有一个叛逆期，这是每个人从儿童向成人过渡的关键时期，所以经常兼有两个时期的特点：一方面，这一时期的孩子缺乏适应社会环境的独立思考能力、感受力和行动能力等；另一方面，初步觉醒的自我意识又会支配他们强烈的表现欲，即处处想体现自己，想通过展示自己和别人不同来证明自己的价值。这一时期的孩子喜欢打扮得与别人不一样，喜欢做一些引人注目、与众不同的事情，也爱说一些令人吃惊的话，希望别人能够对他们另眼相看，这都是他们想要的效果。如果了解到这些，相信很多家长就不难理解孩子这一时期的叛逆表现了。

此外，父母的教育方法不当，也是孩子产生叛逆的主要原因。比如有的父母不尊重孩子的人格，随意对孩子进行讽刺、挖苦、辱骂，甚至殴打，伤害了孩子的自尊心，从而使孩子对父母产生对抗情绪；有的父母对孩子的期望值过高、要求过严，当孩子不能达到父母的要求时，父母就大发雷霆，甚至打骂孩子；还有一些父母由于缺乏心理学知识，不按照孩子的心理发展规律施教，遇事婆婆妈妈、唠唠叨叨，说话过头，爱摆长辈的架子等，这些父母不注意的行为，都会导致孩子的叛逆。

反抗是成长的轨迹

在孩子成长的过程中，存在两个比较明显的反抗期，即两三岁时的第一反抗期和青春期时的第二反抗期。

反抗是孩子正在顺利成长的标志，当孩子出现反抗言行时，做父母的应放心：孩子在顺利成长呢。可是令人遗憾的是，很多父母一遇到孩子反抗，马上就发起火来："怎么能对父母这样，真是不听话的坏孩子。"

反抗，是与自我成长同步出现的自然表现，对于孩子的发展来说是不可欠缺的重要一环，所以，欧美等国非常重视孩子说"NO（不）"，在反抗期里不会反抗的孩子才是令人担心的。

对于孩子的反抗，父母不要与之对抗，而要巧妙地应付。这时家长最好能记住四个关键词：一是"无知"，二是兴趣，三是放权，四是温柔地坚持。这是许多心理学专家共同的认识。

所谓"无知"，就是装傻，不要老觉得自己懂得孩子的一切，总是告诉孩子怎么做，而应启发他，放手让他自己做，让他体会到成功的喜悦。有的家长事业非常成功，这对孩子会构成压力，不如你装傻，让孩子能感到他自己的成功，对超越父母更加有信心。

所谓兴趣，就是不要只对孩子的学习感兴趣，要学会对他生活中的所有细节感兴趣。比如他爱唱歌，你要学会欣赏他。赏识对孩子的健康成长是非常有效的法宝。

所谓"放权"就是适当地让"权"。在孩子慢慢长大时，他需要在家庭里寻找自己的空间，这时候父母要学会闭嘴。比如孩子有自己的生活方式了，和原来你给他的生活方式发生冲突了，不要那么快就作出反应，可以用"等待的艺术"。

所谓温柔地坚持，就是有时候对原则性的问题要坚持，但要讲究方法。比如孩子早恋或者整夜泡网吧，这时候你就要温柔地坚持，说这样做对你是不好的。记住，是对他不好。不要强制他不出去，但只要他出去，你就用这种方式来提醒他，这些行为对他的身体、品行和人生发展，都可能会造成很大的负面影响。

父母们应记住，四个关键词的核心是平等。

反抗期的孩子是最难"处理"的孩子，不过家长不必担心，孩子就是在反抗中才逐渐长大，完善自我意识，形成独立人格，为将来适应社会打下基础的。

给孩子充分的独立空间

孩子长大了，会渴望独立空间，渴望伸展自己的拳脚，显示自己的力量。这是一个生命成长的必然规律。

青春期是孩子心理变化非常剧烈的阶段，因为他什么都想自己去尝试，今天是这种心理状态，明天可能就变成另外一个样子了，因此，父母不必为孩子偶然出现的异常行为而焦虑不安，也不要对孩子偶尔出现的强烈的叛逆行为——譬如离家出走、早恋等大动干戈，此时，父母要适当地进行反思。因为，孩子强烈的叛逆行为是对父母强烈的控制欲望的一种反击，如果父母对孩子的控制适当变弱，那么孩子的叛逆程度也就会自然而然的下降。

作为父母，要理解孩子的叛逆心理，懂得孩子一定程度的叛逆是非常正常的，是孩子走向成长和独立的必然阶段。如果父母尊重孩子的想法，给他充分的独立空间，那么孩子的叛逆心理就会减轻；相反，如果父母不尊重或者横加干涉，那么后果就是孩子的叛逆心理会变得更加强烈。

青春期是每个人成长中必然经历的时期，这一时期，父母都难以做到用一套严格科学的控制手法让青春期的孩子健康成长，而应该让他们独立成长，让他们自己去体验生命和生活中的酸甜苦辣，并最终成为他自己。

孩子爱磨蹭，是缺乏安全感和自信心

在日常生活中，爱磨蹭的孩子不在少数，做母亲的要想纠正孩子的这一不良习惯，首先应该了解孩子为什么爱磨蹭。

有的家长认为，孩子爱磨蹭是因为对做的事不感兴趣，或者缺少时间概念，或者天生的慢性子……不同的家长有不同的答案，但却往往忽略了孩子的心理与磨蹭之间的微妙联系。

（1）缺乏安全感。有的孩子胆子比较小，与生人在一起相处会有不安全的感觉，因此这类孩子总是希望与自己的亲人，尤其是爸爸妈妈多待一些时间，为了达到这个目的，在上学的路上，孩子的动作就会变得特别慢，以此来延长与父母在一起的时间。

（2）缺乏自信心。有的孩子在做事情时缺乏足够的自信心，总是担心自己做不好，怕自己出错，所以做起事情来瞻前顾后、畏畏缩缩的，速度自然就快不了。然而，越是担心、越是害怕，孩子的动作也就越慢。如果大人这时候再在一旁不断地责备、催促，孩子的自信心又会受到影响，他的动作不仅快不起来，反而会更慢。

（3）用磨蹭与家长对抗。现在有些父母"望子成龙"心切，很少给孩子空闲的、可以自由支配的时间，孩子一件任务完成了，家长另一件任务又布置出来了，课堂作业做完了，还有课外的作业，课外作业做完了，还要练琴、画画，反正不能闲、不能玩。于是，孩子便想出了磨蹭的招数，做事情还不如慢点好，反正自己做得越快，任务也就越多。

　　孩子一旦形成磨蹭的习惯，纠正起来非常困难，并且，生活上磨磨蹭蹭的坏习惯会影响到学习、交往等多方面，导致一系列不良后果。而作为父母，要想改掉孩子这个坏毛病，就必须及时找出孩子爱磨蹭的真正原因，不能总是一味地批评。

孩子爱说脏话，怎么办

　　骂人和打架一样，都是属于最原始的攻击行为方式。一般孩子在很小的时候就会模仿大人的一些骂人脏话，这时他们只是单纯地模仿而已，并不明白其中的含义。但随着年龄的增长，孩子会经常有意识地用脏话骂人，这种行为就要引起注意了。

　　随着孩子的不断成长，人际关系、活动范围也在不断地扩展，经常会学到一些不良的行为和语言，尤其是在与同伴之间交往时，很多孩子认为粗鲁的语言可以增进融洽，仿佛以此证明他们的关系是极其亲密无间的。在这种情况下，大人切忌打骂孩子，这些粗暴的方式不仅不会改变孩子的这种行为，反而容易刺伤孩子的自尊心，影响亲子之间的感情。因此家长要用适当的方法让孩子不去说脏话。

　　（1）当孩子说脏话时，应该冷静应对。如果家长听到孩子说脏话，最好不要大惊失色或勃然大怒。因为过度的反应对于尚不了解脏话真正意义的孩子来讲，只会刺激他重复说脏话的行为，所以冷静应对才是最重要的处理原则。要让孩子知道，父母很愿意和他讨论"说话的艺术"。

　　（2）为孩子营造一个良好的语言环境。孩子说脏话很多都是跟周围的人学的，家长要及时找到模仿的对象。如果孩子的脏话是从幼儿园或学校的伙伴那里学的，家长要尽快与老师沟通，共同解决；如果是从自己单位同事那里模仿的，父母要委婉地向同事说明情况并尽量少带孩子去单位；如果是从影视作品中学来的，家长就要充当影视与孩子之间的"过滤器"，慎重地为孩子选择合适的影视节目。

（3）可以运用故事和游戏解释说明。这个时期的孩子认知水平是有限的，如果只是单纯地讲道理，这种教育孩子不讲脏话的方法往往达不到最好的效果。家长可以选择一些能起到教育作用的故事或游戏，如和孩子一起来看看故事中的人物是怎样说话的，利用榜样的力量使孩子产生说脏话不好的心灵体验，还可以通过一些亲子游戏来强化这种感情，达到寓教于乐的目的。

（4）对孩子的语言进行正面引导。家长要悉心引导孩子用文明的语言表达气愤、激动情绪和处理矛盾，如和他人发生争执时可以用委婉的语言告诉对方或自己先走开等，家长不妨和孩子分析一下不同的处理方法将会带来的不同后果，让孩子换种说法试试看。

（5）教会孩子明白是非观念。孩子说脏话一般都是因为没有明确的是非观念，所以家长在日常生活中，要抓住每一个能增强孩子判断是非能力的机会，加以利用，进而给其深刻而有力的教育。对于孩子做得对的事，家长要及时给予表扬；错的，及时给予善意的批评。通过正反教育使是非分明，从而在孩子的头脑中形成正确的是非观念。

碰到说脏话的情况，家长不用太紧张，因为孩子说脏话并不是一个道德问题，而是特定阶段中容易出现的一种现象。

强迫症，孩子总是重复同样的行为

每个人都有着迷的东西。但是，当孩子对某个东西或某件事着迷的程度"非比寻常"的时候，就说明孩子可能有心理问题了。孩子不停地洗手还觉得不干净；孩子经常检查书包，总觉得少东西……这些行为可能预示着孩子有强迫症的倾向。

莹莹今年 10 岁，是一名小学生，有些胆小、害羞。她本来是一名成绩优秀的好学生，有很多朋友，家庭条件也还不错，但在很长一段时间里她却被一种怪癖困扰着，这不仅影响到她的生活和学习，甚至让她陷入了极度紧张的状态。

刚开始的时候，她认为自己手上有灰土、细菌等，因此每天都要洗十几次手，后来竟然发展到每天洗无数次。虽然她自己也知道没必要洗那么多次，但就是控制不住自己。她每天还反复擤鼻涕，衣服只穿一天就要洗，而且洗完晒干后还要再洗一次，因为她觉得一遍洗不干净。此外，她还总是害怕书中有什么脏东西，以至于不敢看书，因此，学习成绩明显下降。

最近一段时间，她开始不敢在厕所内系裤带，怕把脏东西系在裤子里，怕空气中的灰尘，有时别人在擦地或脱衣服时她也认为脏东西会飞到她身上。对此，莹莹感到十分苦恼，她自己也明白自己的那些担心是多余的，但却总是控制不住自己。对于莹莹目前的情况，父母也十分担心，不知如何是好。因为最近莹莹出现了明显的焦虑症状，甚至开始产生悲观厌世的倾向，整个人陷入了精神紧张的状态，无法坚持上学了。

莹莹的这种症状出现在两年前，有一次她去同学家玩，刚开门一条狗突然猛扑过来，两只前爪搭在她的双肩上，她当即被惊吓得高声惨叫。此后就表现出精神不振的状态，还时常发呆，觉得很孤独，入睡困难，多梦等。继之，她感觉衣服上有灰，不时地用手拍打，两个月后认为手上有灰土、细菌等，开始了不断的清洗行为。

像莹莹这样反复洗手的现象，在心理学上称为"强迫症"。强迫症是一种以强迫观念和强迫动作为特征的神经症，是指患者主观上感到有某种不可抗拒的、不能自行克制的观念、意向和行为的存在。虽然自己也意识到这些观念、意向、行为是不必要的或毫无意义的，但是又无法控制自己。强迫症是一种典型的心理冲突疾病。

强迫症以强迫行为和强迫观念为主要表现。强迫行为在日常生活中较多见，表现为反复记数，反复检查、核对作业、信件等是否有误，反复询问某一件事，反复洗手等动作。有些孩子不仅自我强迫，而且还让其父母参与，如果不能满足他们的愿望，则暴躁不安，甚至冲动伤人迫使父母就范，以配合其强迫动作。

多数专家认为，精神因素是强迫症的主要诱因，患者在生活中碰到重大变故，如父母离异、亲人过世等精神刺激，引起孩子内心恐慌，使孩子忧心忡忡、胆战心惊，内心恐慌的外在表现就是一系列的强迫行为或强迫观念。

需要对"症"治疗

强迫行为本身并不可怕，但许多人对这一现象缺乏正确的认识，对强迫行为产生紧张情绪，这会加重孩子的心理负担，不利于这一行为的纠正。当发现孩子出现强迫行为时，家长应该及时地教给孩子应对的策略。如当孩子不由自主地想去洗手，此时，可以让孩子做深呼吸放松：用鼻子缓缓地吸气，再缓缓地呼气，同时可以在心里默默地数"1、2、3……"这样可以平缓孩子的紧张情绪。

需要注意的一点是，当孩子出现强迫行为或者强迫观念时，家长绝不能采取强制的措施去制止，因为家长的强制做法会加重孩子的紧张情绪。如当孩子强迫自己不停地去检查门是否锁好时，家长最好不要在旁边说诸如"不要担心"或"不用去检查"之类的话，因为孩子的强迫行为是他所不能控制的，如果采取硬性的强制，会强化孩子内心的冲突，增加他的心理压力。

对于孩子的强迫行为，可以采取厌恶疗法，比如在孩子手腕上套上橡皮圈，一旦孩子出现不可克制的强迫现象时，就立即拉动手腕上的橡皮圈。刚开始时需要拉动的次数可能要多一些，才能抵制强迫现象。一段时间后，如果拉动橡皮圈的次数减到三五次就能抑制强迫现象，就可以去掉橡皮圈。以后只要有强迫现象出现，他就立即会想起手腕上橡皮圈所引起的疼痛，强迫现象就会逐渐地减弱。

习惯自我否定的孩子，极易患上社交恐惧症

孩子害怕与人交往，不敢与陌生人说话，不愿意到人多热闹的场合……孩子的这些行为让父母感到很烦恼，有的父母甚至会因此训斥孩子，殊不知，父母的训斥会加重孩子的这些行为，会让他们更加害怕与人交往。

凯凯今年4岁了，原来一直都是爸爸妈妈带他，后来随着工作日渐繁忙，照顾孩子的时间也越来越少，于是爸爸妈妈将他送到了幼儿园，想让他适应一下集体生活。没想到几周后，幼儿园老师打电话来，告诉凯凯的父母，说他们的孩子可能有社交恐惧症，建议进行心理辅导。爸爸妈妈很是诧异，每天上下学接送，凯凯一看见父母就笑逐颜开，回家也不停地说在幼儿园学到了什么新东西，没看出异常啊。于是爸爸决定请一天假，到幼儿园看个究竟。

在老师的陪同下，爸爸来到了凯凯的班级，躲在窗外观察。他发现，无论是上课还是自由活动，凯凯总是一个人躲在小朋友们的后面。老师上课提问到他，他低着头、红着脸，不知道嗫嗫嚅嚅的在说什么；自由活动时，大部分小朋友都聚在一起玩，但凯凯却一个人搬着小板凳在边上独自玩积木。同时，父母注意到，晚上带凯凯散步，见到同院的叔叔阿姨，他从来不叫，要么装没看见，要么死命地拽着妈妈的衣角，往身后躲。而且也不常

和同院的小朋友一起玩耍，有时候妈妈把他送去楼下的儿童乐园，让他和别的小朋友一起玩，不一会儿，他就自己回家了。

其实，这样的现象在许多孩子身上都很常见。我们知道，孩子由于缺乏独立生存能力和社交经验，在离开父母，独自面对陌生人的时候，会产生焦虑。随着和陌生人交往次数的增加，焦虑逐渐降低，最终会成为"熟人"。但如果长时间、反复出现持续的焦虑情绪和回避行为，就表示有社交恐惧症的嫌疑了。

社交是生活中人人不可缺少的活动，但有的孩子怕见生人，甚至与熟人谈话时都感到紧张和脸红，不愿到人多热闹的场合；有时还会口齿不清、口吃、不敢抬头看人；严重时，在与人交往中出现惶恐不安，出汗、心跳加快、手足无措等现象。这些现象称之为"社交恐惧"。这些孩子常常被某些家长误认为孩子老实、听话、不顽皮。其实，这些孩子的心理出现了一定的问题，是孩子自卑的外部表现。

这些孩子，生活中常受到父母的批评，有时只是因为一个小小的过错而遭到父母过分严厉的训斥，甚至受体罚，有时则因为父母情绪不好而毫无道理地发泄到孩子身上。孩子在这种家庭里，便产生惧怕心理，孩子甚至不能辨别该做什么，该说什么，什么是对的，什么是不对的。孩子大多数时间生活在恐惧和焦虑之中，他们从父母的行为中得出这样一个结论：自己很无能，总是做错事，是个一无是处的孩子。这类孩子长大后，可能会有程度不等的社交恐惧倾向，严重者会成为社交恐惧症患者。患了此病，无法建立稳定的人际关系，他们会变得内向、孤独，人生观也变得消极、悲观。

鼓励孩子大胆地与人交往

该如何提高孩子的社交能力呢？父母可以从以下几方面来鼓励孩子。

（1）要关心孩子的感受并且帮助他。遇见老师、同学、叔叔阿姨，孩子无视打招呼的人，会令父母感到不自在，此时，父母应该考虑孩子的感受，只能看在眼里，放在心中，不能外露，不要强迫孩子。

如孩子因羞涩而不愿与别人交往时，父母首先要接纳这一点，然后给予具体的帮助，以克服这种胆怯。千万不要给孩子贴标签，如说："不要对别人这样粗鲁，太没礼貌了。"因为这样会将标签永远贴在孩子身上。当有人打招呼时大人可代替孩子回答，如果邻居问："小明，今天和爸爸妈妈去哪儿了？"大人代之答："我们去看电影了，是吧，小明！"小明也许会回答："是的！"这样可以自然地帮助孩子进入谈话的角色。孩子需要帮助指导，但首先要尽量让他自己开口说话。

（2）做些角色扮演游戏，帮孩子在家中练习社交技巧。家是孩子最熟悉的地方，在家里孩子可以无拘无束。因此，在家的时候，父母可与孩子做一些角色扮演的游戏，例如：大人当乘客，孩子当售票员，进行乘公交车游戏。如果他迟疑不决，还可以交换角色，或换一种角色游戏。平日要鼓励孩子回答常问的问题，如"你的玩具娃娃叫什么名字？""我们到外婆家去，你要穿花衣服还是红衣服？"

（3）让孩子有学习社交的机会。父母可以给孩子提供一些学习交往的机会，如每次带孩子出门，可与其他家长打招呼，去商店买东西与售货员交谈，拜访亲友，在家中招待客人等，都是让孩子学习如何与人交往的机会。不但要为小孩子树立榜样，还要教会他交往技能。交往技巧不是天生的，而是学来的，要让孩子有榜样学习，这样他就会慢慢地学会与人交往了。

孩子变成了呛人的"小辣椒"

"现在的孩子越来越难管了！"有不少父母抱怨说，"稍不如意，牛脾气就上来了。打也不听、骂也不灵，哄他吧，他还更来劲！"生活中，确实有不少这样的孩子。心理学家认为，孩子爱发脾气是由于家庭教育不当引起的。

李医生夫妇最近被儿子的坏脾气折磨得头疼。儿子奇奇7岁，才上小学二年级，脾气却暴躁得厉害，稍不如意就大发雷霆，大喊大叫；即使是跟他讲道理，他也听不进去，如果父母不按照他说的去做的话，他就一直吵闹、哭喊、在地上打滚，手里有什么东西都会顺手扔出去。

为此，李医生夫妇想尽了办法，他们打他，苦口婆心地教诲他，罚他站墙角，赶他早点上床，责骂他，呵斥他……这些都不管用，一有事情奇奇还是会大发雷霆，暴躁脾气依然如故。

这天，奇奇看到邻居家小朋友拿着一个变形金刚，奇奇觉得很好玩，就跟那个小朋友一起玩了起来，两个人玩得很开心。很快，吃晚饭的时间到了，那个小朋友被他妈妈叫回家了，奇奇也只好依依不舍地回家了。

回到家里，奇奇就跟妈妈讲："妈妈，你给我买个变形金刚吧。"

"你的玩具箱里不是已经有两个了吗？"妈妈很奇怪。

"我想要小朋那样的。"

"那等明天爸爸出差回来了带你去买吧。"

"我不！我就现在要！"奇奇的愿望没有得到满足，大声喊了起来。

"你这孩子，我晚上还得去值夜班呢，哪有时间去给你买啊。来，奇奇乖，咱们吃饭了。"

"我不吃，我就要变形金刚。"奇奇的倔脾气又上来了。

"快点吃饭！吃完了我要去上班！"妈妈生气了，说话的语气重了点。

"砰——"令妈妈没有料到的是，奇奇竟然把饭桌上的一碗米饭推到了桌子下，碗的碎片和米饭撒了一地。

妈妈很生气，拉过齐齐，狠狠地朝他的屁股上打了两巴掌。这下，可是捅了马蜂窝，奇奇躺在地上哇哇大哭起来。

妈妈又着急又生气，眼看着上班时间就快到了，可奇奇还躺在地上撒泼，她不知如何是好了。

生活中，确实有不少像奇奇这样爱发脾气的孩子。心理学家认为，孩子爱发脾气是由于家庭教育不当引起的。特别是独生子女，如果从小家人就事事以他为中心，孩子要什么就给什么，久而久之，孩子就会养成遇事爱发脾气的习惯。比如，他想要一个玩具，而父母不想买给他，他就会大哭大闹，此时，父母既想管教，又怕孩子受到委屈，结果可能就会对孩子"俯首称臣"。这样反而会让孩子形成一种错觉：只要我大哭大闹，他们就会让步，我的愿望就能实现。如此下去，就会形成恶性循环，孩子逐渐就养成了乱发脾气的坏习惯。

此外，有的孩子乱发脾气，可能是从父母那里学来的。父母是孩子最早的启蒙老师，也是孩子最好的老师。父母日常所表现出来的好品质，孩子会受到潜移默化的影响。但是，一些父母却没有给孩子做好示范作用，有的父母遇到不顺心的事情，常常会大发雷霆，甚至有时候还会将怒气撒到孩子身上。这种行为模式往往会被还缺乏辨别能力的孩子加以效仿，于是孩子就会翻版父母的处事方式，遇到问题或困难时，也会大发雷霆。

　　每个父母都不希望自己的孩子是一个随意发脾气的孩子，可事实上发脾气是孩子成长过程中的必经之路，如果家长引导得不好，孩子就会像奇奇一样，养成乱发脾气的习惯，变成一个暴躁的孩子；引导得好的话，孩子的脾气就会成为每一次教育孩子成长的契机。

孩子的不合理要求绝不迁就

　　那么，我们怎样才能改掉孩子乱发脾气的习惯，或者说对孩子发脾气采取什么样的对策才是可行的？

　　专家建议：一是不能向孩子"俯首称臣"；二是当孩子发脾气时，适当地采取"横眉冷对"的方式；三是父母"以身作则"，让孩子从榜样的身上学到正确的东西。

　　孩子发脾气就向他屈服是最不可取的教育态度和教子方法。当孩子乱发脾气时，父母要保持冷静，对孩子的不合理要求绝不迁就，始终要让孩子明白，无论他怎么发脾气，父母都不会"俯首称臣"，他始终都达不到自己的目的。当孩子已经"雷霆万钧"时，不妨运用冷淡计，父母及其亲人都不去理会他。事后，再当着孩子的面，分析一下他发脾气的原因，细心地引导、教育孩子，相信孩子会从一次错误的行为中吸取教训。

专家认为，父母在阻止孩子坏脾气发作的时候，既不要采取过于强硬的态度，也不能采取过于软弱的态度。最好是能够迅速而果断地将孩子的注意力转移到其他方面，以缓和紧张的局势。也就是说，当孩子正处于发脾气的时刻，父母不要一心只想到训斥孩子，因为孩子这时是听不进去的；也不要强迫孩子或者用武力威胁孩子马上停止发脾气。最简便的方法就是运用冷淡计把他撇下不管，或把他送出门外，让他一个人去发泄，去自我克服、自我平息。这样坚持一段时间后，孩子就会渐渐改正乱发脾气的习惯，因为他知道这样做是什么也得不到的。

孩子见不得别人比自己好

嫉妒是每个人都有过的一种情绪体验，孩子也有嫉妒心。有嫉妒心的孩子，往往爱指责别人，或想办法让别人不如自己。家人众星捧月般的宠爱让许多孩子染上了"娇"、"骄"二气，嫉妒已成为一种愈来愈严重的通病。

小茜和文怡小学时就是好朋友，后来小茜家搬家了，两家只隔着一栋楼，自那之后，两个人更是形影不离。小学毕业后，她们两个人一起考上了同一所中学，并且还进了同一个班级。两个小伙伴更是整天腻在一起，晚上放学后也一起写作业，有了喜欢的东西也喜欢和对方分享。

但是最近，妈妈发现，小茜似乎对文怡有些反感，平时放学也不和文怡一起走了，作业也是自己一个人写，也不去找文怡玩了。有时候文怡过来找她玩，她也是爱答不理的。妈妈感到很奇怪。

这天放学后，小茜又是独自一人回来了，到家后，就不声不响地回到自己的房间里写作业。过了一会儿，电话响了，妈妈接起来后，是文怡打来找小茜一起出去玩的。

"茜茜，文怡叫你一起出去玩。"妈妈叫小茜接电话。

"我不去，就说我正在写作业呢。"小茜闷闷地说。

"茜茜，你怎么了？"妈妈握着电话不知道该怎么说。

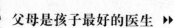

"我都说了不去了，真烦。"

"对不起啊，文怡，小茜她有点不舒服，今天就不去找你玩了，明天让她过去找你好吗？"妈妈只好这样告诉文怡。

放下电话后，妈妈进了小茜的房间，小茜正在玩铅笔，闷闷不乐的。

"茜茜，你怎么不理文怡了，你们不是好朋友吗？"妈妈和蔼地问女儿。

"没有呀，只是我今天心情不好。哎哟，妈妈，你让我一个人静会儿吧。"妈妈只好出去了。

晚上吃晚饭时，爸爸说："小茜，听说文怡被评为'市三好学生'了，怎么没听你说过啊？"小茜突然就放下了碗筷，一脸的不服气："哼，那有什么了不起的！真是的，有了一点点的成绩就到处炫耀……"

妈妈忽然明白了，怪不得小茜最近不理文怡呢，原来文怡被评为了"市三好学生"，而小茜却与此无缘，多年的好朋友之间出现了不平等。于是小茜因为嫉妒，而不愿意与文怡交往了。

小茜这就属于典型的嫉妒心理。希腊著名心理学家乔治·卡纳卡基斯说："其实嫉妒是一种十分自然的反应，每个孩子都会嫉妒。""孩子的嫉妒心理从很小的时候就会有所反映，而引起嫉妒的原因很多。在许多情况下，这种嫉妒甚至会达到折磨人的程度。"

英国的一份研究报告指出，4个月大的婴儿就已经具有嫉妒心了。有人做过实验，15个月的孩子，如果妈妈当着他的面抱别的孩子，他就会有所反应，非要让妈妈放下别人抱自己，并紧紧搂住妈妈，好像在说："这是我的妈妈，不是你的。"

生活中我们发现，好多种情况都能使孩子产生嫉妒心：

比如，家里来了别的小朋友，父母夸赞几句或表示亲昵些，自家的孩子就会嫉妒，对外来的小朋友采取不友好的态度。

如果别的小朋友有什么好玩的玩具，自己没有，心里就会不好受。

两个孩子玩游戏本来好好的，一个孩子看别人搭积木搭得又快又好，自己却怎么也搭不好，他很着急，索性把两个人的积木全都推了，"我搭不好，你也别想搭成！"

…………

如果我们细心观察，这样的例子很多。嫉妒在每个孩子身上都有程度不同的反应。有嫉妒心的孩子，往往爱指责别人，或想办法让别人不如自己。

摆脱嫉妒有方法

要帮助孩子摆脱嫉妒心理，首先要了解孩子嫉妒的起因。孩子对他人拥有而自己不具备或得不到的东西，往往会产生一种由羡慕转化为嫉妒的心理，这是很正常的现象。父母平时应该多和孩子接触交流，及时掌握孩子的心理变化，了解孩子嫉妒的直接起因，如"彬彬被评上了'三好学生'而我没有"，"苗苗有一个我没有的布娃娃"等。只有了解了孩子嫉妒的起因，才能从具体事情着手解决孩子的嫉妒。

在了解孩子产生嫉妒的起因时，父母要耐心倾听孩子的心理感受。要知道，孩子的嫉妒是直观、真实甚至自然的，它完全不像成年人那样掺杂着许多其他的社会因素，它只是孩子们对自己愿望不能实现而产生的一种本能的心理反应。因此，当孩子显露出其嫉妒心时，作为家长，千万不要严加批评指责，更不要冷嘲热讽。

当孩子在跟你诉说时，他正体验着强烈的不快甚至愤怒，此刻的孩子最需要的是向亲人将自己的愤怒、不安、烦躁等和盘托出，希望有人能听他诉说，并理解他，体谅他。

等你听完了他也许是语无伦次的诉说后，你不必加以评论，相反的，你可以轻松地对孩子说："哦，我还以为有什么大不了的事情呢。"要知道，你的轻松和微笑可以有效地缓解孩子的嫉妒心。

在帮助孩子化解嫉妒心时，要为他正确分析与他人产生差距的原因。一般说来，孩子往往会将自己的嫉妒简单地归咎于自己或所嫉妒的对象，而不去考虑其他因素。此时，你要帮助孩子全面分析造成他们和所嫉妒对象之间差距的原因，这些差距能否缩短，以及缩短差距的途径和方法，以便使孩子能正确与他人进行比较，以积极的方式缩短实际存在的差距，最终化解内心的不平衡。

此外，还要在平时生活中，培养孩子豁达乐观的性格。告诉孩子每个人都有自己的优势和长处，但同时也都有各自的不足和短处，任何方面都比别人强是不可能也是没有必要的这一道理。引导孩子们发挥自己的长处，扬长避短，在学习和生活中学会正视、欣赏别人的优势和长处，从而能够向别人学习、借鉴，以弥补自己的不足，用自己的成功来赢得别人的喝彩。

孩子爱看动画片，父母要正确引导

曾经有一位母亲发出过这样一段无奈的心声："我的孩子一到动画片的播放时间，就会放下手中的一切，一门心思地看，说什么也没用。到了星期六、星期天，他就整天盯着电视机，赶也赶不走。如此下去，肯定会影响孩子的身心发展和学习，可打也打了，骂也骂了，就是对他没辙。"

在现实生活，受孩子爱看动画片困扰的母亲不在少数，而大多数母亲面对这种状况时，多数会采取强硬的态度——就是不让看！然而，这样做不仅没有收到维护孩子健康的效果，甚至还会在孩子情绪激动的状况下，对他的身心造成巨大的负面影响。

事实上，作为父母要想正确地教育孩子，就要走进他们的内心世界，弄明白孩子为什么那么喜欢看动画片。而孩子们之所以喜欢动画片，主要就是因为他们在动画世界里能够实现在现实生活中不能实现的梦想。在现实生活中，儿童是最弱小的，在家里他们要听命于父母，在学校他们要听命于老师，可以说，他们面前的所有人都比他们强大，都比他们有经验、有权力。于是，他们渴望像"超人"那样强大，像"宇宙英雄奥特曼"那样受到别人的拥戴和崇敬，以此来体验成功的快乐。

不可否认，好的动画片对孩子的身心发展非常有利，但凡事都有两面性，动画片再好看，也有对孩子不利的一面。例如，动画片频繁切换的画面和荧屏光线的刺激，以及长时间集中用眼，都会使眼睛疲劳，造成视力下降。看动画片还会影响孩子的休息和睡眠。一天到晚坐着看动画片，夺走孩子其他的活动时间，活动量就少了，对孩子的生长发育不利。而且，每天沉迷于动画片，会分散孩子的精力，致使孩子成绩下降。

所以，对待孩子观看动画片，我们既不能放任不管，也不能严厉压制，而应该耐心引导，与孩子进行沟通，不能动不动就打，动不动就骂。而且，父母最好陪孩子一起观看动画片，通过与孩子一起观看动画片并对内容进行适当的解释，调节或减缓暴力内容对孩子产生的不利影响，增强好的动画片对孩子的有利效果。

孩子"偷"东西，父母别反应过度

"这怎么得了，小小年纪就学会偷别人的东西，长大以后还不知道会怎么样呢……"当父母发现自己的孩子顺手牵羊，拿了别人的东西，大都会异常震惊，对孩子做出过激的反应，轻则严加训斥，重则大打出手，认为只有给孩子一个深刻的教训，他才不会再犯。然而，这样做实际上没有必要，也不是最好的方法。

根据著名心理学大师皮亚杰的理论，2～7岁儿童的思维属于"前运思阶段"，是儿童从表象思维向抽象思维过渡的阶段。处在这一阶段的孩子，总是以为周围的人和事物都与自己有关。他们往往分不清"你的"、"我的"、"他的"这些概念，只要是自己喜欢的玩具，他就会顺理成章地将它带走，年龄越小，这种现象就越普遍。所以，我们不能简单地将孩子"顺手牵羊"的行为归之为偷窃，并且认为小时候偷针，长大之后就会偷牛。因为这种说法，不仅会影响孩子人格的发展，而且也会对孩子的心理产生莫大的伤害。

当孩子有"顺手牵羊"的行为之时，做父母的应该用冷静、温和的态度问明东西的来源，并且和他讨论，比如："奥特曼真的好威风啊！和电视里的一模一样呢。妈妈知道你很喜欢它，但是小强一定也很喜欢它，现在小强找不到他的奥特曼，肯定会很着急，也很难过，是不是？现在妈妈和你一起去把奥特曼还给小强吧。"然后，带着孩子当面把东西还给对方。如此一来，不但不会伤及孩子的自尊，同时也能让他了解，东西有"他的"和"我的"之分，如果随便拿走别人的东西，他人也一定会很伤心的，就如同别人拿走自己的东西一样。

研究指出，孩子之所以会顺手牵羊，是因为他们所喜爱的东西家中没有。因此，平时做父母的要顾及孩子的需求，酌情买给孩子，不要因为担心孩子贪得无厌而逐一否决孩子提出的要求。事实上，大部分孩子是非常懂事的，但做父母的首先要与之沟通。

此外，我们可以在家中建立一套奖惩标准。通过这一方法给孩子买他所需要的东西。例如：帮忙扫地可以得 3 分，整理自己的房间得 2 分，倒垃圾得 1 分等，累积 20 分可以得到一本画册，30 分可以得到一个喜欢的玩具……这样，不仅可以让孩子满足心中的需求，也可以使孩子知道有付出才有收获的道理。

批评孩子，选择他易于接受的方式

生活中，当你批评孩子时，是否遇到这样的情况：你说得口干舌燥，孩子却一副事不关己的样子，任凭你的"指教"随风而去。

但是有时候孩子会产生反抗心理，你越批评他，他越和你对着干。由此可见，我们在批评孩子时需要讲究方式。

在批评孩子的时候，我们不要因为自己是长辈，就摆出一副盛气凌人的样子大声训斥孩子，而应该用低于平时说话的声音心平气和地批评孩子，这种"低而有力"的声音往往会引起孩子的注意力，使他能集中精力倾听你说的话。

在批评时不要翻旧账，不要老去想孩子以前所犯的错误，否则就会让孩子觉得自己在母亲面前一无是处，老翻旧账很容易伤害孩子幼小的心灵。

当孩子意识到自己犯了错误时，我们也可以保持沉默，不再批评孩子。因为这个时候孩子已经做好了挨批评的心理准备，如果你去批评他，那就正如他所愿，他反而会如释重负，转眼间就把事情忘了。

如果你不批评他，他就会不安地猜测你的心理，进行自我反省并主动检讨，这时你再和孩子交换意见，就会取得事半功倍的效果。

另外，我们在批评孩子时不要过早下结论，比如孩子爱睡懒觉就说孩子懒，也不要当众批评孩子，要给孩子留面子，批评结束后不要长时间板着脸，这样会使孩子的心灵感到压抑，不利于孩子的身心健康。

孩子爱咬人，父母该怎么办

孩子在长牙的时候，有时会冷不防地咬人一口，这是正常现象。因为此时的孩子正在长牙，看见什么都喜欢用牙咬一咬，可是又分不清到底咬的是人还是物。但是如果两岁以上的孩子还爱咬人，那父母就该注意了。

（1）引起注意。许多孩子咬人的动机非常单纯，仅仅是为了引起父母的注意，或许他太孤单了，希望借此得到父母的关心及注意。因此，父母亲遇此情形时，最忌讳过度的反应及责备。

（2）争夺与保护。在幼儿时期，宝宝由于自我中心较强，"自己的物品"不愿意与小伙伴分享，在游戏中很可能因争夺或保护玩具而做出不恰当的行为。在争夺中，由于孩子缺乏良好的沟通能力，在本能的驱使下，会运用手、脚甚至以咬人来解决问题。而身为父母应对此有基本的了解，才能协助宝宝获得更理想的解决办法。

（3）模仿与学习。许多行为的发生，其背后都有一定的动机，这些动机的产生可能是旧有的经验或从生活中学习来的。有些孩子会模仿父母亲吻的动作，但是却因其本身缺乏对事物的判断力以及控制力的薄弱，造成咬人的意外情形。有许多孩子此种行为的动机并不是恶意的侵犯，而是善意的友爱。

当我们了解了宝宝爱咬人的心理之后，就应该注意避免孩子的咬人行为。

（1）密切关注，对症治疗。有些幼儿咬人的行为和家庭环境有关系，尤其是受到父母的行为影响。当然，孩子的个性是千差万别的，那些遇事冲动、易怒的孩子在很早就表现出其性格本质，父母应该密切关注，必要时要做专门的鉴别诊断，找出原因对症引导和教育。

（2）以身作则。为人父母者，要预防和矫正孩子的粗暴行为，首先要努力创造一个温馨和谐的家庭气氛，让孩子学会关心、尊敬和爱护他人。

（3）引导孩子与别人相处。不要剥夺孩子跟其他小朋友交往的权利，更不要强硬地把孩子整天关在家里，否则会影响孩子心理的健康发展，使他们形成孤僻古怪的心理特征。引导孩子与小朋友友好相处，让孩子与伙伴在游戏中建立友谊，学会控制自己，讲文明、讲礼貌，不侵犯他人利益。

（4）建立清楚的游戏规则。在社会生活方面，由于幼儿此时的社会能力发展尚未健全，幼儿的游戏仍应给予清楚的规则供大家遵守，大人可以从中给予更多的肯定，以此来避免幼儿争夺问题的产生。

（5）适当的情绪转移。当了解幼儿行为发生的原因后，父母必须建立适当的情绪转移，给予幼儿更为充分的了解与信赖，在互动的过程中，使幼儿的情绪得到转移。因此，就要花更多的精力，让幼儿在生活中获得较多的满足，以杜绝不当情形的延续。

别骗孩子说"这个世界上有鬼"

"我的孩子怕黑、怕鬼怎么办？"这恐怕是许多父母都曾有过的困扰，其实孩子的各种恐惧，都是成长过程中必然伴有的现象。一般来说，这种恐惧在形成之后，往往会随着年龄增长而逐渐消退。但有些孩子则不会，相反，恐惧程度还会增加，久而久之则会变成恐惧症，进而影响孩子人格的正常发展与日常生活行为。

小克一大早来就给他的同桌说昨晚发生的事，"昨天晚上真是吓死我了，我正在做作业，突然我们家停电了，黑黑的一片。我一下子就看见窗户那块儿出现了一个鬼的影子，一闪就不见了，好吓人。我赶紧喊妈妈。我怕我被那个鬼抓走，要是被鬼抓去了，他们就会把人心掏出来的。"

其实，小克以前挺大胆的，但自从他妈妈告诉他如果不听话"鬼"就会来抓他以后，他就觉得很害怕。现在他都不敢一个人在房间里睡觉，害怕鬼会来，晚上上厕所也会叫妈妈。

当孩子对某样东西产生恐惧时，不要呵斥孩子，说他是"胆小鬼"、"真没用"，而应该找找原因，看看孩子害怕的到底是什么，造成他恐惧心理的原因在哪里，要帮助孩子克服恐惧的心理，这样才更有利于他的成长。父母可以用以下方法帮孩子走出恐惧。

（1）让孩子多接触那些不危险的事物，以解除其恐惧心理。家长可以让孩子摸一摸使之害怕的物体，或者家长亲自摸一摸让孩子感到害怕的物体，或家长亲自到孩子认为可怕的地方看一看、待一会儿，让孩子看到确实没危险。在孩子上幼儿园或学校之前，可先带孩子去看一看幼儿园或学校，见一见老师和小朋友等，这对解除迁移性恐惧和传染性恐惧是有效的。

（2）平时批评孩子时，注意不要强刺激。在孩子不听话时不要用"你不听话，鬼怪就会来把你吃掉"、"你不好好吃饭，就把你关到黑屋子里去"之类的话来吓唬孩子，虽然孩子可能因一时害怕而听话，可是，也许这招已经使孩子的心理产生了恐惧的阴影。所以，平时应尽量用正确的方法来教育孩子，不要动不动就吓唬孩子。

（3）要以身作则，对有些事物不要过分渲染或夸大。孩子身边如果经常有父母或亲人的陪伴，给他安全、亲密的安慰，孩子是不会产生恐惧心理的。但如果父母本身就怕这怕那，经常大惊小怪或尖叫，孩子自然也会产生负面的模仿，并且还会加深他的畏惧感。

（4）尽量不让孩子看比较恐怖的电视节目。现在的很多电视节目充斥着暴力、屠杀或者鬼神等内容，或者一些凶杀、弃尸的新闻，这些节目很容易造成孩子的恐惧心理。因此在为孩子选择节目时，一定要谨慎，尽量避免让孩子看到这些节目，以免加深对黑暗的恐惧感。

（5）可以借讲故事说清孩子所害怕事物的真相。如果家长发现孩子在晚上有害怕"鬼"的倾向，却无法得知他为什么怕"鬼"，那可以尝试用讲故事的方式，驱逐孩子心中的"鬼"。家长可以一边说给孩子听，一边让他说说他的感觉，以弄清他真正害怕的地方。这样孩子可以从故事中得到一些心理安慰，并且以美好的事物充实心灵。

　　家长应该尽可能让孩子说出恐惧的具体内容，这样可以帮助孩子克服心理上的恐惧感，还可以进一步有针对性地采取措施，消除孩子的恐惧心理。

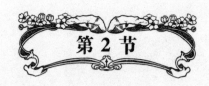

第 2 节

帮助孩子领略学习的魅力

孩子考试焦虑，越是谨小慎微就越是漏洞百出

　　有的孩子学习很用功，作业也能独立完成，但是一到考试的时候，就会产生紧张、不安、焦虑、恐惧等情绪，实际上，这些都是考试焦虑的表现。适度的焦虑与紧张有助于孩子集中精力；但是，焦虑过度则不利于孩子发挥正常水平，会对考试产生不利影响。

　　小虎是高中三年级的学生，高三前他的成绩一直很好，可是自从开始读高三后，他就一直担心自己的成绩有一天会降下来，因此，每天上课时，他总是集中精力，生怕听漏了一道例题，记下老师说的每一句话，思想上感到很压抑。每次考试时，他都提醒自己不要紧张，要放松一些。

可是，他只要看到周围的同学们正埋头答卷，心里就感到非常紧张，甚至有时全身出冷汗，根本无法集中精力答卷。考完后，他更是忧心忡忡，一会儿想这里没答对，一会儿想那里没答对……

很快，高考就来临了，爸爸妈妈都很紧张，他们担心小虎这样的状态不能发挥出正常水平。而小虎就更加紧张了，高考前几天就开始失眠，白天则努力看书，生怕会漏掉一个细节。

在家人的忐忑不安中，小虎结束了第一天的考试，一切都还算正常，第二天的数学是小虎的长项，家人都信心十足。刚开始的时候，小虎做得都很顺利，但是做到一半，有一个公式小虎突然想不起来了，他全身开始冒冷汗、手脚冰凉、心跳加快、呼吸急促、神情慌张、双眼模糊，看不清试卷，结果本来是强项的科目却考得一塌糊涂，最后以3分之差落榜。

很明显，小虎患了考试焦虑症。考试焦虑症是在考试压力下担心考试结果而引发的一种以担忧为主要特征的复杂心理状态。考试焦虑症临床表现为情绪低落、脾气暴躁、懒得说话，同时伴有血压升高、心跳加快、汗液分泌过多、肌肉震颤等现象。

在学校中，考试对于学生的学习生活有着重要的影响。几乎每一个学生在考试时都会有一定程度的紧张感和担心，这是很正常的，也是学校将考试作为督促学生学习的一种重要手段。但考试给孩子带来的焦虑却有着很大的个体差异。一般来说，性格内向、情绪波动大、挫折耐受力和内部矛盾化解力差的人，或自我意识差（自我多疑或自我评价过高）、独立性差、优柔寡断、谨小慎微的人容易出现过度焦虑。

孩子产生考试焦虑的原因，可以归结为以下四点：

（1）错误地夸大考试与个人成败、前途的关系，因而造成情绪过分紧张。

（2）缺乏自信心，总是担忧自己准备得不够充分，怕自己不能取得好成绩。

（3）考前过度疲劳，没有休息好。

（4）临场时某些偶然因素，也会导致考试焦虑产生。

帮孩子战胜考试焦虑

孩子出现了考试焦虑，家长一般可采用以下三种方法帮助他：

（1）宣泄法。当孩子内心的焦虑自己无法排除时，告诉他应当勇于将自己的心理负担向朋友、老师和同学诉说，这样既可以宣泄自己的负面情绪，又可以知道有考试焦虑感的不只自己一个人，从而使心理恢复平衡，放下包袱，放松情绪，减轻紧张感，增强自信心，使心理得到调节。

（2）心理咨询法。当孩子内心的焦虑感比较严重时，可找专业的心理工作者加以咨询，由他们帮孩子分析产生焦虑的各种外在的和潜在的原因，提供一些有效克服焦虑的建议，同时对孩子进行心理疏导，给予孩子鼓励和安慰。

（3）自我治疗法。如考试前让孩子进行生理自我调节，抓紧白天的学习时间，不开夜车，注意劳逸结合；临考时出现怯场，可让孩子进行积极的自我暗示："我紧张，别人也一样"、"别人能行，我也行"。考试中出现紧张，可采用深呼吸法和意念转移法，保持心情平静，头脑冷静，避免胡思乱想，发挥出自己的正常水平。

孩子迷恋考试，源于父母不当的奖惩方法

很多孩子都害怕考试，一到考试就头疼、紧张，但是，有的孩子却十分迷恋考试，甚至考试考上了瘾，一天不考试就浑身难受、不舒服，这些孩子是怎么了？

小丁所在的心理咨询室迎来了母女二人。女孩名叫郝蕾，是市里一所重点高中高二的学生，学习成绩很好，在班级前五名。最近一段时间，郝蕾每天晚上都要学习到凌晨两三点，早上五六点钟就起床了。妈妈劝她注意休息，但怎么劝都没用。因为她太爱学习了，只要不学习她就非常焦虑。

上初中的时候，郝蕾经常考全班第一名，但是她对此并不是很满意，经常发誓一定要考全年级第一、全市第一。于是经常废寝忘食。

到了初三，郝蕾更是起早贪黑。起初，父母并没有太在意她的这种做法，心想，初三的学习比较紧张，女儿这样也是正常的。

中考结束之后，郝蕾如愿以偿，进入了重点高中。但是在暑假期间，郝蕾仍然一如既往地努力学习，她准备"快鸟先飞"，先把高一的知识学好，以保证自己在新学校取得好成绩。当时，妈妈就担心郝蕾有点不正常，想带她去看心理医生，但是爸爸极力反对，他认为孩子爱学习没什么不好的。

但后来，看着女儿的身体日渐消瘦，而学习激情仍然不减，妈妈越来越担心孩子会垮掉，于是不顾丈夫的反对，带女儿来找心理医生了。

第一次发现郝蕾迷恋考试是她上初二的时候，父母看见女儿学习很辛苦，就请假带她到外地旅游。刚去的时候还好，但不到一天郝蕾就要回家，想参加补习班，大家只好扫兴而归。大约过了一个月，补习班的老师向郝蕾的父母反映，郝蕾几乎每天都求老师进行测验、考试，而且只要当天没有进行考试，郝蕾就会出现精神委靡、神情恍惚的症状。"当时我们还以为她是学习累的，给她买了很多补品让她滋补，谁想到她那是一种病态呀。"赫蕾的妈妈说。

由上述的案例我们知道，孩子考试上瘾，是源于家长对孩子不正常的奖惩方法：如果孩子考好了，会得到极大的奖励，在其他方面，无论他做得多好，都得不到这种奖励，甚至根本就得不到奖励。相反，如果考砸了，孩子将会受到很严厉的惩罚。这种完全以考试成绩为标准的单一的奖惩办法，很容易导致孩子考试上瘾。

让孩子多点爱好

要防止孩子染上"嗜考瘾"，最好的办法就是让孩子多点爱好。

首先，不要只根据学习成绩的好坏来奖惩孩子。孩子取得了好成绩，可以和他一起分享快乐，但不必非得给予他很高的奖励。"因为，外部奖励太频繁，会夺走孩子内在的喜悦。"对于孩子来说，考试成绩好本身就是一种奖励，如果他很爱学习，那么这就是对他学习最好的认可。好成绩会带给他内在的喜悦，这种内在的喜悦是最好的学习动力。但是，如果频繁给予物质奖励，这种内在的喜悦就会被外在的物质奖励所取代，那么孩子的学习动机就有可能会改变，由原来的获得好成绩变成追求物质奖励。

但是，当孩子没有考好时，也不要过分地责怪他。因为没有考好，他自己的心里就已经很难过了，如果再加上家长的责备，孩子可能会受不了。许多患上"嗜考症"的孩子，其父母对孩子的学习要求相当苛刻，考好了，"一俊遮百丑"，其他问题都可以不追究，考砸了，"一丑遮百俊"，其他方面做得再好也不会得到家长的认可。甚至，孩子考了全班第一，父母会说："这有什么好得意的，这点成绩就翘尾巴了？你什么时候考了全校第一，那才算有本事！"

在很多家庭，学习成了孩子唯一的任务，家长只要求孩子好好学习，其他的一切事情都不用操心。如此一来，孩子就把学习成绩当成了唯一的精神支柱，从而喜欢上了考试，这也就不难理解了。

在这种情况下，应鼓励孩子有其他爱好。但不要把爱好当成任务，如果把爱好当成必须完成且必须要做好的任务，那么，爱好也就失去了其意义，反而会变成压力。

对学校有一种莫名的恐惧

学校是孩子学习的重要场所，那里有慈祥的老师、亲爱的同学，是孩子成长的乐园。但是有的孩子却害怕去学校，找各种借口拒绝上学，为何孩子会害怕去学校？

小华刚入小学时天真活泼，认真好学，家长没有为她过多操心。后来，为了让她有个更好的学习环境，父母把她送到了一所重点小学，原以为小华会更加好学，成绩会更好。可结果恰恰相反，以前小华放学回到家总是自觉地先做完作业，然后才去玩，可现在放学回家后，小华常常望着作业本发呆；以前回到家，小华总是会滔滔不绝地与父母讲同学、老师和学校里的各种趣事，尤其是在吃饭的时候，但现在，小华变得沉默寡言，也不主动和父母讲学校里的事情了，经常是父母问一句，她才答一句。而且，父母发现，小华的学习成绩也逐渐下降了，现在每天早晨上学的时候总是磨磨蹭蹭的，好像十分不情愿去学校。

暑假之后，眼看着就要开学了，小华却莫名其妙地全身上下不舒服。父母以为她生病了，送到医院诊治，医生却建议父母带小华去看心理医生。心理医生通过仔细询问解开了谜团。原来小华转到重点小学之后，学校的一切都是新的，因为不认识新同学，没人和她玩，感到很孤独。而且不久之后，小华就发现，班上的同学个个都很优秀，虽然自己之前在那个学校也是名列前茅,但是到了这里,她只能算是中等水平,小华的自尊心受到了很大的打击。而且上学期期末考试考得不好,小华担心开学后被老师批评、同学笑话,因此害怕去学校,慢慢引发了情绪障碍,进而产生了浑身上下不舒服的症状。

其实小华患的是"学校恐惧症",它的主要表现是:害怕上学,害怕参加考试。如果强迫孩子去上学,他们会产生焦虑情绪和焦虑性身体不适,如面色苍白、心率加快、呼吸急促、腹痛呕吐、便急尿频等;如果同意他们暂时在家休息,焦虑情绪和不适症状很快就会得到缓解。孩子怕上学,可又深知不上学不行,于是内心产生了解不开的矛盾。如果此时家长把孩子当成病人,会使孩子形成习惯反应,同时会给孩子"有病"的消极心理暗示,易使孩子失去自信,不利于他们心理的健康成长。

引起学校恐惧症的原因很多,既有内因也有外因。内因主要在于孩子的性格缺陷,如胆小多疑、过于谨慎敏感等。此外,孩子学习成绩不好,害怕老师批评、同学笑话也是孩子害怕上学的原因之一。

外因有以下几个方面:一是家长的溺爱,致使孩子独立性差,难以适应学校生活;二是家长、老师对孩子期望过高,超出孩子心理承受能力而逐渐使其形成焦虑、自卑等心理问题,因而害怕去学校,不想上学;三是孩子与同学、老师相处得不好,在学校里没有同伴,也会让孩子感到很孤单,从而不愿意去学校。另外,孩子在学校里受到高年级学生的欺负,也会使孩子害怕上学。

让孩子开开心心去学校

让孩子克服学校恐惧症，重新进学校上学，应分为几步进行，不可操之过急，按孩子的恐惧程度由轻到重的脱敏疗法具有一定疗效。

请同学来家里辅导——请老师来家里辅导——家长陪孩子在教室学习——在教室单独学习——在教室和几个同伴学习——在教室由老师单独辅导——在教室和几个同伴一起听老师辅导——在教室正常上课。

当然，具体排列顺序可根据孩子的实际情况作出相应调整，循序渐进，不要让孩子逃避，相信他们不久就会喜欢去学校上课的。

此外，还需要注意以下几点：

（1）孩子作业或布置的任务没有完成、出现错误也不要指责，减少给孩子的压力。

（2）与老师联系，可由老师帮助孩子补习落下的功课，并请老师多给孩子鼓励，与老师关系的改善也会减轻孩子的压力。

（3）多请同伴到家中来和孩子一起做功课，增加同伴交往的时间，改善孩子与同伴的关系，使孩子在学校有交流、沟通的机会。

（4）多给孩子一些自主选择的机会，让孩子学会独立地处理问题，学会有所取舍，对孩子不想做的事要给予充分的尊重和理解。

"学校恐惧症"的治疗关键在于让孩子减少焦虑，重树信心，可以逐步实施治疗，让孩子有一个逐渐改善的过程，同时要

相信孩子通过家长的帮助，是可以重回学校过正常生活的。

小测验：你的孩子是否有学校恐惧症

下面的测验，可以帮助你了解你的孩子是否有学校恐惧症。让孩子阅读下面的题目，并作出"是"或"否"的回答：

（1）你是否害怕老师？

（2）你是否害怕学校的房子？

（3）一早起来，想到要去学校上课是否会有头痛、头晕等不适症状？

（4）你是否常常一提到去学校上课就害怕？

（5）你是否经常设法逃课，如有更好的理由不去上课的话，你是不是肯定不会去？

（6）你是否一进校门就恐慌不安？

（7）你是否常找借口或装病不去上课？

（8）某次考试失败后，你是否会因此害怕考试，每逢测验和考试就担心不及格？

（9）你是否害怕走进教室，特别是在迟到的时候？

（10）你是否一听说某人是老师就感到害怕？

（11）当父母让你上学的时候，你是否感到极度惊恐和害怕，会胃疼、恶心，甚至呕吐？

（12）当你升入一所新学校，你是否害怕去上课？

（13）当病了很长时间以后，你再次回到学校去上学，是否会觉得不习惯而不想去上学？

（14）你是否和同学相处得不好，以致你不愿去上学，避免与他们打交道？

（15）你是否经常做关于考试失败的梦？

（16）你是否经常做被老师训斥的梦？

（17）当电视里演到有关学校的事时，你是否会觉得浑身不舒服而不愿看？

（18）只要你说身体不适不去上学，你父母是否常常会同意你的请求？

（19）你是否害怕老师在课堂上点名让你回答问题？

（20）你是否认为老师不喜欢你？

（21）当父母外出工作很长时间，你是否会觉得很孤独、害怕而不敢去学校上学？

（22）你是否常被老师当众批评学习不认真？

（23）当在街上行走时，你是否看到与学校相似的黑板就感到发慌？

（24）你是否会因为不去上课而感到轻松自在？

（25）你是否一听到别人说关于学校里的事，就会心跳加速、全身冒汗？

（26）每次假期快结束、新学期快开始时，你是否会一想到上学就烦躁不安？

（27）学校举行的一系列有趣的课外活动你是否都不愿参加？

（28）下课铃一响，你是否希望赶快离开教室，走出校门，一分钟也不愿多待？

（29）不管遇上大事小事，你是否都无法解决而求助于父母？

（30）你是否在学校受到某一同学的欺辱而不愿去上学？因

为你被当众羞辱了，你觉得别人会在背后嘲笑你的无能和软弱，不去学校，眼不见心不烦？

每题答"是"计1分，答"否"计0分。将各题得分相加，统计总分。

0~5分：你有一点不太适应学校生活，也许是因为转学或到了新的学习环境，经过一段时间你自然会适应的。

6~15分：你对学校生活有些惧怕，你可努力忘记一些不愉快的事，早日投入正常的学习中。

16~30分：你可能已患有学校恐惧症，你难以集中精力学习，可在老师、家长或心理医生的帮助下克服自身的弱点，情况定会有所改变的。

孩子厌学，看到课本就心烦

一到上学的时候，孩子就说自己的身体不舒服不愿意去上学……厌学的孩子大多数是从这种"上学不顺"的情况开始的。

"我讨厌上学！"

天天上初三了，马上面临着毕业考试，因此，父母对他管教得更严厉了，尤其是学习方面。但是，父母发现，天天似乎是越来越不爱学习了，成绩也开始直线下降。父母着急上火，但天天自己却像个没事儿人似的整天优哉游哉的。

天天的父母跟老师诉苦："原来放学还知道看看书、做作业，可一上初三就连作业都不做了，书也不看了。要么看电视，要么就坐在电脑前，不是上网就是打游戏，反正就不看书做作业。你说他两句吧，他就'嗯'、'啊'，说一会儿就去，可过半个小时你再看，他还在那玩呢。"

"我们尽量去和他做朋友，逮住机会就做思想工作，可怎么说也没用，道理他都听不进去。问他为什么不学，他说'不为什么，就是不想学'。孩子这么大了，我们不可能，也不想整天监督着他学，可他根本理解不了父母的苦心。"

"有时候早晨去学校的时候，他总是磨蹭再三，拖拖拉拉的，似乎是很不愿意去学校。"

很明显，天天有了厌学情绪。随便问问身边的孩子，你会发现有不少孩子或多或少都有一些厌学情绪，其中包括一些优等生。那么，究竟是什么原因让这些孩子那么讨厌上学呢？

心理学家认为，孩子的厌学心理是对学习产生厌倦乃至厌恶，从而萌发出的一种逃避心态。而且，大多数孩子的厌学情绪与他们是否聪明、学习是否优异没有多大的关系。但是，厌学心理的产生与发展对孩子的学习和成绩都会有负面影响，有的甚至会危害他们的身心健康。

孩子产生厌学的原因

望子成龙、望女成凤，是每个家长的愿望，但是很多家长对孩子的期望过高，加重了孩子的学习负担，孩子不堪重负，效果往往适得其反。当这些负担超过了孩子的承受能力，孩子会对父母的这种做法不能理解，甚至会产生反感，他就会从对父母的这种做法的厌烦发展到讨厌学习、讨厌上学。

有很多孩子不知道自己学习是为了什么，因此会感觉前途渺茫，从而产生厌学的现象。还有一些孩子，由于学习基础较差，尽管学习十分努力，但是却总是拿不到好成绩，又长时间受到社会的偏见、家长的漠视、教师的批评、同学的歧视。他们从学习中无法满足成功的愿望，生活中又无人能理解关怀，品尝到的只是失败感和乏味感，逐渐形成学习无价值、自己是学不好的"差生"等观念，又反馈到学习行为上。如此恶性循环，很快就会对学习产生厌倦心理。

学校是学生学习的地方，也是孩子与人交往的地方，和老师、同学的关系，将会对孩子的学习产生很大的影响。有的老师在急于求成、恨铁不成钢的心理支配下，可能对孩子说了些过头的话，或做了一些过激的行为，从而引起孩子的反感，孩子会因反感老师产生厌学情绪。此外，与同学关系处得不好，也可能会让孩子产生厌学心理。

让孩子快乐地走进课堂

孩子厌学可能只是一时的，也可能是一直持续的。无论是哪一种，都不是与生俱来的。家长和老师应该责无旁贷地与孩子共同面对问题，而不能一味地责备孩子。

第一，家长和老师要能够放下"架子"，坦诚、平等地与孩子进行有效沟通，找出孩子厌学的原因所在。针对原因，与孩子共同协商解决办法。

第二，孩子厌学，主要是由于他无法体验成功的快乐，因此，家长和老师要不断发现孩子的优点，稍有进步就及时进行鼓励，让孩子尝到学习的甜头，让孩子有成就感和愉悦感。这样，孩子就会逐渐地喜欢上学习。

第三，兴趣是最好的老师，因此，要不断激发孩子的学习兴趣。当发现孩子出现厌学情绪后，一定要注意使用不同的学习方式，如综合运用听、说、读、写等方式，避免孩子的学习时间过长导致心理上的厌烦情绪。

第四，帮孩子同老师和同学建立良好的关系。孩子十分看重自己在老师和同学心中的地位，这也直接影响到他对学习的态度。平时，家长要有意识地培养孩子与小朋友交往的能力，多带孩子参加一些集体活动，并在与他人交往的过程中，告诉孩子一些与人交往的基本知识，以改进孩子心理上对集体生活的适应能力。

第五，营造和谐的家庭气氛，减少孩子对包括学习在内的生活上的抵触情绪。

要驱除孩子的厌学情绪并非一朝一夕就能办到的，但只要你用心地帮助孩子，掌握正确的方法，相信孩子依然可以快乐地走进课堂。

考试落榜后，孩子迷失了自己

每年高考成绩公布之后，都会有一些孩子要遭遇他们无法面对的事实——高考落榜或考不上中意的学校。在中国，高考不只是一个人的事情，而是全家的事情。所以，孩子高考失败了，父母要学会和孩子一起承担。

高考刚刚结束，赵老师所在心理咨询室的高考专线就被打爆了。这天晚上，一位母亲拨通了电话就开始跟赵老师诉苦。凭着多年的从业经验，赵老师知道她的心一定很乱，努力平缓着她的情绪。

她终于平静了下来，告诉了赵老师她家里的故事：

我女儿晓婷今年高考。刚考完之后我们就让她估分，但她却很不耐烦地说也就400分，后来又说还要少。晓婷平时学习成绩不错，高考前我和她爸还想，晓婷准能上个不错的重点大学呢。谁知道她竟然考得这个样子。您说400分能上个什么学校呀？我们当父母的该多着急？我的心都乱了套，现在我们家也乱了套。更让人着急的是，晓婷竟然像个没事人一样，一点也看不出着急的样子，整天坐在电脑前，玩游戏、听音乐、聊天。我看着就心烦。考成这个样子，她怎么一点儿压力也没有啊。前两天，她还和几个同学一起去泰山玩，也不告诉家人一声，害得我们担心了整整两天。

那次，她回来后，我狠狠地批评了她几句，没想到她竟然和我顶嘴，我们就吵了起来。我这些天的满腹愁苦就如决堤的洪水发泄了出来，我哭，我跺地捶墙，我打我自己……我都快疯狂了。孩子听到了，走进屋里劝我，说都是自己不好，都是她没考好，让我别生气了。这几天，一想到晓婷的将来，我就六神无主，我不知道她以后该怎么办。

　　赵老师，您说，是不是该让孩子重读一年明年再考呢？

　　听完这位妈妈的诉苦，赵老师哭笑不得，又是一个因高考而全家鸡犬不宁的故事。整理了一下自己的思绪，赵老师缓缓地说出了自己的看法，也给那位着急的妈妈提出了建议。终于，妈妈满意地挂了电话。

　　放下电话，赵老师长长地舒了一口气。

　　高考，是必然会引起焦虑的生活事件。高考之后，不论孩子考得好不好，他都承受着一定的心理压力。如果估计考得不好，孩子的压力会更大。因为孩子才是当事人，他比父母的压力更大。有的父母说看不出孩子有什么压力，其实那只是表面现象，是他在进行心理防卫，在心理学上叫做"否认作用"和"反向作用"，是在潜意识里运用的自我心理防卫机制。如小孩子闯了大祸自己用双手蒙上眼睛，抹杀现实以免内心焦虑痛苦，这就是否认作用；有的小孩子对妈妈说我没有偷吃水果，以此压抑了自己想偷吃水果的欲望带来的痛苦，这就是"反向作用"。晓婷整天坐在电脑前，和同学出去玩，故作轻松的样子，不是她没有压力，其实她是想通过这种方式来掩饰自己内心的压力。因为她长大了，不能再像小孩子那样通过哭泣来宣泄压力了，可是她又实在难以承受，怎么办？于是就要进行心理自我防卫了。这和虚伪不是一回事。因为这都是潜意识的活动，她不是故意的。明白了这些，做父母的就应该给孩子一个自我化解压力的环境和时间。不要孩子刚考完，就急不可耐地去挤压孩子已经不堪重负的心灵。

孩子高考之后，为人父母者应有的最好心态是平和，应送给孩子的最好礼物是理解，应扮演的最好角色是给孩子当个好参谋。因为这是他们自己的事，应该由他们自己来承担。压力，他们能慢慢地消化，逐渐地成为一种精神的营养。道路，他们能够做出抉择，他们对自己的未来正在学会负责。父母不该剥夺他们锻炼成长的机会！把孩子推到前台来，让他做主角吧！

孩子最需要的是父母的理解和抚慰

每年高考成绩公布之后，相信都会有一些孩子要遭遇他们无法面对的事实——高考落榜或考不上中意的学校。落榜，对每一个孩子来说，都是一件痛苦的事情。在心理咨询中心，经常听到有同学诉苦：

"我的基础不太好，心里总是担心失败，怕高考考不好。人言可畏啊，我真不知道万一我失败了，父母、亲友、老师、同学……我都该怎样面对？"

"高考结束了，现在我每天一早就出门了，很晚才回来，就是因为担心父母总问我，'你考得怎么样啊'。离开家之后，我也不敢去找同学，而是尽可能躲在能避开一切熟人的地方。那天，爸爸妈妈要去看姥爷，让我一起去，我没去，因为舅舅家的表弟今年也参加高考了，而且他估分很高。一想到亲戚会拿他和我作比较，我心里就很难受。"

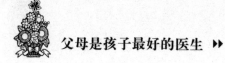
　　"高考我考砸了，现在我每天都躲在自己的房间里，我不知道自己该如何面对父母、老师和朝夕相处的同学……"

　　在我们的传统教育中，毫不夸张地说，高考是决定一个人命运的重要转折点，一旦高考落榜，将会有无数的孩子跌入心灵的深谷。这个时候，他们最需要的是亲人的理解和抚慰。如果亲人此时责备和嘲讽，则会将他们推向更深的深谷。

和孩子一起面对高考失利

　　高考落榜其实对孩子的打击很大，尤其是一些竭尽了全力的孩子。在巨大反差的刺激下，他们往往会出现应激障碍，出现情绪低落、抑郁、愤怒、悔恨、沮丧、绝望，以及对未来失去信心等现象。这时父母应该克制自己的失望情绪，不要计较一时得失，更不要对孩子恶语相向，在孩子身上发泄，而是要理解孩子的委屈、苦闷和绝望情绪。细心观察孩子，及时疏导，防止出现意想不到的情况。在必要的时候，应该去找心理医生咨询，让孩子平稳度过这段"灰色时期"。

　　心理专家考证，绝大多数落榜的孩子都会遭受巨大的心理创伤，心理承受力强的孩子大约会在一周左右逐渐缓解，但也有部分孩子恢复的时间更长。对这部分孩子，父母的关心尤为重要，千万不能把对高考失利的焦虑和失望传递给孩子，父母的失望会增加孩子的内疚感。在这个敏感时期，如果父母将自己"望子成龙、望女成凤"的心理转嫁到孩子身上，只会让孩子遭受第二次伤害。

　　实际上，作为父母，也存在着一个如何面对现实的问题。有的父母故意避开落榜的话题，岂不知这样会使孩子把痛苦更深地

埋在心底，更不利于恢复健康的心理。所以正确做法应该是不有
意避开，也不夸张渲染，最好和孩子一起分析利弊得失，找出问
题和原因，以便走好下一步。父母和孩子共同分担落榜的打击，
会使孩子尽快走出落榜的心理阴影。

孩子不喜欢老师怎么办

学校是孩子成才的摇篮，老师是孩子的良师益友，肩负着教书育人重任。建立一种新型的师生关系，让所有的孩子都喜欢上校园、喜欢上老师，这对于孩子的健康学习十分有利。

有些孩子不喜欢某一位老师，于是不愿意上那位老师的课，作业不爱做，勉强应付，结果师生关系恶化，孩子的学习成绩严重滑坡。家长知道了这种情况，往往感到束手无策。

俗话说，"亲其师，信其道"。对于家长来说，要解决孩子因不喜欢老师而厌学的问题，必须先改变孩子不喜欢老师的想法。或许，老师对孩子们的管教态度有宽严之分、亲疏之别，一般这都是比较偶然的，但它也有可能是孩子的多心所致。所以，父母切不可附和。而孩子一旦厌恶老师，厌学情绪便随之而来。

有位小学三年级的学生的母亲，非常注意孩子在学校的状况，而且十分笃定地认为：老师不喜欢她的孩子。

有一天，当孩子放学时，母亲立即问他："今天怎么样？"孩子答道："真扫兴！今天回答问题时我一直举手，老师却只叫别的同学。"听了孩子的叙述，她再也按捺不住怒气，立刻打电话到学校，一口气说出她对老师的不满。

当校领导找那位老师调查情况时，老师感到很意外，而且对这位母亲的指责也感到非常委屈和气愤。

事实上，那位老师根本没有偏袒的心理，而这个孩子的成绩也很好，老师还期望他能担任班长。但是，从这一天之后，这位学生和老师之间的关系，几乎濒临破裂之境，以致这位学生在上课时，再也不敢举手发言了，甚至产生厌学的情绪。

要解决孩子不喜欢老师的问题，必须分析具体原因是什么，找准了原因，再思考解决措施。从分析中往往发现老师也承担一定责任，而我们家长又不便于直接给老师提出意见，要求老师改变教育行为。家长应该采取加强沟通、逐步建立感情基础的方法。

（1）对孩子认真进行尊师教育。孩子必须尊重老师，这是对孩子最基本的要求之一。有了尊重，才能建立良好的师生感情。教师也是人，难免有缺点、有错误，如果因为教师工作中有缺点、有错误就不尊重，那是不对的。家长最忌讳站在狭隘的立场，对老师评头论足。一旦家长对教师失敬，再教育孩子是很难的。在教育孩子尊重老师之前，家长应该先检查一下自己的态度，如有不当，先行调整。

（2）到学校跟老师沟通，请老师与自己共同为孩子创造成功的机会。孩子不喜欢哪位老师，家长应先主动与这位老师沟通，以尊敬、虚心的态度，倾听老师的话，包括批评孩子、甚至批评自己的话。家长这样做，会促使老师自省。当老师态度平和之后，家长再跟孩子一起请教老师，当面分析孩子的优点与不足。孩子如真的有所进步，老师可能表扬他，也可能在课堂上给孩子表现的机会，这就会使孩子与老师之间由疏远逐渐亲近起来。当然，家长也可以在给孩子提出要求的同时，请求老师在课堂上或课下给孩子一定的表现机会，让孩子完成力所能及的任务。

（3）指导孩子主动向老师表达自己的心意。教师节或元旦、春节，指导孩子自己动手制作小纪念品赠给老师。老师有困难或身体不适，主动关心老师，询问能否帮助老师做什么事情。还可以几个同学一起利用节假日去看望老师，跟老师交谈，听老师的教诲。但切不可把这些行为功利化、世俗化。

（4）指导孩子以书面材料的方式与老师交流。有的孩子出于害羞、胆怯，与老师面对面沟通时心里发憷。这种情况下，可以指导孩子以书面形式与老师交流。要让孩子理清自己的思想，在尊敬老师的前提下将自己的缺点、自己的意愿如实写出来，向老师汇报，请求老师的指导、帮助。告诉孩子，不要忘记写出自己的打算、措施。这样的内容可以写成单独的书信，也可以写在周记本、日记本里，请老师批阅。

如果发现有的老师在教育言行中存在严重的问题，则应采取适当的方式向学校领导反映。注意态度要诚恳，内容要客观。

孩子功课"瘸腿"怎么办

孩子功课"瘸腿"即偏科，是孩子学习中的常见现象，也是孩子成长过程中不可避免的现象。这既让孩子本人倍感烦恼，也让家长担心不已。偏科究竟是什么原因导致的呢？为了孩子健康成长，我们是该坚持补短教育还是鼓励特长教育？

形成偏科的原因往往有很多，而且也较为复杂。中小学生正处在形象思维和抽象思维的过渡时期，特别容易对一些较形象的科目感兴趣。同时，老师个人素质的高低、责任心的强弱，也会直接影响学生对此科目的喜爱与厌恶。再则，社会思潮也会直接渗入到孩子的学习中。比如，"学好数理化，走遍天下也不怕"这句话，恐怕就影响了不少孩子。那么家长应该如何引导孩子全面学习呢？

（1）鼓励孩子继续发挥他的强项，但也不能忽视自己的弱项。家长应该为孩子的智慧潜能提供充足的发挥空间，让智慧强项得到进一步的开发和发展，但对于弱项也要给予一定的重视。

（2）向孩子明确地讲明学习的道理，学习不能仅凭兴趣出发。也许在最初的学习中兴趣是最佳的诱因，但当学生步入高年级阶段，他应该有较为全面的学科意识了。毕竟，思维是全面发展、互相促进的。

（3）帮孩子找到偏科的原因，并及时辅导。家长如果有能力，可以帮孩子认真研究一下失分的地方，并进行汇总，帮孩子找出薄弱环节，找到了薄弱环节就可以有针对地帮孩子加以辅导。

（4）对孩子进行有效的心理暗示。家长可以找出孩子在最弱学科上的可取之处，哪怕是一两点，进行鼓励，让孩子觉得，"我竟然在这门最差的学科上也有过人之处"。通过赞扬，慢慢使他产生积极的自我暗示，"我能学好这门学科"。

（5）有意识地培养孩子对偏弱学科的学习兴趣。家长应针对孩子的具体特点和具体原因进行分析，对孩子偏弱的学科，多给孩子讲该科在现实生活中应用的事例、学科领域成功者的探索精神、应用成果和相关的人文趣事等，引导和培养孩子对该科的学习兴趣，从而让孩子从心理上自觉消除厌恶感和抵触感。

（6）主动到学校与孩子偏弱学科的任课老师沟通，一起帮孩子进步。家长可以请老师找孩子细心地谈一次，告诉孩子他有学好这门学科的潜力，不懂的尽管问，老师会不厌其烦地帮助他，老师信任他！如果能让老师这样细致地关心孩子，温暖感化孩子，一定会收到"春雨润物细无声"的效果。

让贪玩的孩子爱上学习

贪玩是孩子的通病，没有不爱玩的孩子。一位家长曾忧心忡忡地说："就这么一个孩子，真是像祖宗一样供吃供喝，要什么给什么。可孩子就知道玩球、上网、看电视……就是不知道学习，真不知道将来会是什么样子。"这些话也正是许多贪玩孩子家长的心声，他们为自己孩子的贪玩着急、为孩子的未来担心并不是没有道理。做什么事都要有个度，超过这个"度"好事也会变成坏事。很多孩子正是因为贪玩虚度了学习的最佳时光，荒废了学业，甚至虚度了人生。

孩子贪玩是令绝大多数家长挠头的事情。由于贪玩，功课马马虎虎是一方面，同时还会染上撒谎、旷课等坏毛病，甚至走向犯罪。比如一些孩子过分迷恋游戏机或上网，他们一开始只是玩一玩而已，后来越来越上瘾，向父母要钱，父母不给，向同学借钱也借不到了，就想办法去骗、去偷，从而走上犯罪道路，这是贪玩造成的恶劣后果。即使没有犯罪，过度贪玩也会不同程度地影响他们的学习及身体健康。

要改变孩子的贪玩状况，必须找准孩子贪玩的症结，改变家长不正确的教育方法，在正确的引导与强制下，改变孩子贪玩的不良习惯，把孩子的学习引向正确的轨道。

（1）让孩子尝到成功的滋味。大多孩子不爱学习的原因，多是因为学习成绩不如他人，久而久之，产生一种自卑心理，于是开始远离课本，逃避课堂。因此，要从孩子的实际出发，为孩子确定恰当的学习目标，并帮助他通过努力实现目标，同时给予切实的支持和鼓励，使孩子获得成功的体验。成功的体验会增强孩子的自信心及积极性，使他不断地努力、进步。

（2）教育孩子学会自我管理。培养孩子爱学习、好学习的习惯，使孩子在学习中找到乐趣，逐步地形成自我约束力。同时，让孩子劳逸结合，把玩耍当做对孩子点滴进步的鼓励。当孩子在自我约束玩耍时，应及时地给予表扬，循序渐进地对孩子进行正面的强化教育，进而使孩子学会自我管理。

（3）近朱者赤，近墨者黑。为了让孩子爱好学习，家长应以说教方式让孩子远离那些贪玩的孩子，切忌强令禁止，以免使孩子产生叛逆心理或影响其社交能力。家长还要注意启发和引导孩子玩，通过玩来激发孩子的求知欲，同样的游戏和玩具能玩出多种不同的花样，这样使孩子从单纯的贪玩转入对知识的渴求之中，使孩子在玩中增长知识和才干。

（4）可以为孩子选择一些安静的游戏。为了开发孩子的智力，培养和锻炼孩子的毅力和耐挫力，可以根据孩子的兴趣和爱好选择一些较为安静的游戏，如下棋、绘画、做手工等，这些活动可以改变孩子好动的性格，加强孩子的注意力。

（5）要有正确的育儿态度。"十年树木，百年树人"，教育孩子是一项需要有足够耐心的工作，家长一定要循序渐进，点滴渗透，切忌打骂。事实证明，惩罚的教育方式是被动的、消极的，只能带来暂时的、表面的变化，治标不治本。家长应该从孩子的实际出发，尝试着成为孩子的朋友，注意发现孩子的优点、

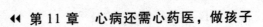

特长及积极方面，予以真诚地赞扬，逐步从根本上改变孩子的思想行为习惯。

家长应该帮孩子制订合适的计划，如什么时候玩、什么时候学习等，并参与监控，使孩子做到学玩结合，玩有节制。

家长应该在孩子上学前就开始培养孩子的学习兴趣。如果等孩子上学后，家长一反常态，整天督促加压，这样一来，在孩子心里学习就变成了巨大的包袱，学习成了一件痛苦的事情。于是，孩子开始厌学，认为学习就是给家长学的，敷衍了事。在对待厌学的孩子时家长应该注意让孩子放下思想包袱，给孩子一定的自由，为孩子创造一个心情舒畅的环境，恢复、保持和提高学习兴趣。

学习的压力像山那样，只会压坏孩子

学习是孩子生活中最重要的部分，他们的大部分时间都在学习中度过。有研究表明，学龄儿童各类不适应问题的出现，有80%与学业有关。那些表现在不良情绪上、行为举止上的问题，究其根源仍在学习的适应不良上。这些问题的出现都是因为孩子学习压力太重了。

孩子学习有压力是正常现象，适度的学习压力能激励孩子的学习动力，促使孩子更加努力地投入学习过程，还能提高学习成绩。然而，学习压力过大、学习过于超量就会过犹不及，适得其反，严重的还会对孩子造成压迫型的心理伤害，如孤独、焦虑、抑郁、恐惧。这样一来，不但不能提高孩子的学习成绩，而且对孩子身心的健康成长也会起到副作用。

孩子的学习压力已经是一个不可忽视的社会性问题了，需要全社会的共同努力，但是做家长的负有最直接的责任，应引起家长们的高度重视，切实予以引导，为了孩子那脆弱的心灵，为了孩子的健康成长，每一个家长都要适当地帮助孩子们去缓解压力，让他们调整到积极的生活状态。

（1）帮助孩子缓解学习压力应从根本上缓解，不能只看表面。家长要给孩子破除"成功唯有上大学一条路"的思想，全方位地思考孩子的兴趣爱好，和孩子一起精心设计他的成材之路。因此，家长一定要转变教育观念，树立全面素质教育的新认识，才能为孩子很好地解压。

（2）对待学习成绩偏差的孩子一定要以积极、鼓励的态度，不能用责骂的态度。家长不要以孩子的分数作为衡量孩子好坏的标准，要帮助他们克服学习上的困难。支持和鼓励是帮助孩子克服学习困难的必要措施，不断地给孩子以肯定的态度，就会提高孩子克服困难的自信心，使其更加努力。同时，对于孩子在学习以外的优点和长处，也要适当辅以必要的严格要求，以"两手抓"的方式，更好地达到强化学习动机的目的。

（3）要让孩子从小就养成良好的学习习惯。孩子不喜欢学习，认为学习就是压力，不是因为智力问题，而是没有养成良好的学习习惯。因此，家长要注意在孩子小的时候就培养他良好的心理素质，而且经常训练孩子的注意力、认真态度、较长时间专注一件事的习惯和严谨的做人处世态度。

（4）和孩子共同解决学习上的问题。家长可以每周和孩子一起总结一次，及时发现他在学习上的问题，同时要及时解决这些问题。孩子在学习上的困难得以解决后，兴趣必然提高。

（5）家长自身的心理素质要高，要有长远的目光。家长要时时注意自己的心理素质，要有长远的目标和坚定的信心，不要只为眼前的利益，给孩子不断施加压力。做什么都要一步一步地进行，不要妄想一口吃成个胖子。

家长要努力为孩子营造轻松、民主的家庭环境，孩子如果成绩不好要找出原因，帮助孩子改进，而不应使用暴力手段。

让孩子主动由"三心二意"转为"一心一意"

许多孩子在学习中注意力不集中，为此家长忧心忡忡。有些家长甚至当着孩子的面说孩子得了"多动症"，要看医生，这使孩子感到了某种恐惧。其实家长的这些忧虑是没有必要的。要知道，儿童的注意力是随着年龄的增长而不断提高的。在幼儿阶段，一个两岁的幼儿对一件玩具的兴趣只能持续几分钟；给一个四岁的幼儿讲故事，他的专心只能维持四五分钟；到了六岁，幼儿全神贯注做一件事情可持续 20 分钟左右。所以，家长要求五六岁的孩子安安静静地伏案学习半个小时甚至一个小时，是把孩子看成大人了，孩子组织和控制自己注意力的能力还没有达到这个程度。

但这并不是说家长可以忽视孩子注意力不集中的问题。实践证明，从小培养孩子集中注意力的习惯对孩子日后的发展和成才是非常重要的。在学习中如果孩子的注意力不集中，往往会忽略老师讲课的重点难点；在考试中稍一走神或一粗心，错误必将难免。

培养孩子的注意力应该从幼儿阶段开始。培养方法应符合孩子此时身心发展的特点。给一两岁的孩子讲故事，故事要短，语言要符合儿童的特点，给他们看的图片要色彩鲜艳。

孩子进入小学后，由于当前人们生活水平普遍提高，孩子在游戏的时候，缺少复杂的动作，很少动脑，他们总是从电视或电脑中找乐趣，在日常生活中极其缺乏提高注意力的活动——劳动。因此，家长更应该在孩子读小学阶段加强对孩子注意力的培养。

（1）让孩子明确学习、奋斗的目标，并通过自己的努力达到目标。只有让孩子明确了远大的目标，才能更好地培养其注意力。

（2）培养孩子稳定而广泛的兴趣。"兴趣是最好的老师"，孩子一旦对某一事物发生了兴趣，就会集中注意力，专心致志。此时家长应鼓励孩子把兴趣向纵深发展，切忌一时兴起，三天打鱼，两天晒网。

（3）在游戏、学习及做家务中，应尽量保证孩子进行有目的、有意识、有始有终的活动，这对培养孩子的注意力是十分重要的。家长可经常与孩子下棋，这是一种益智活动，并带一点比赛性质，可培养孩子独立思考、独立解决问题的能力和竞争的精神。写毛笔字也是一种好办法。

（4）在孩子学习时，应尽量避免环境因素干扰、分散其注意力。如小学生的书房不能布置得过于花哨，家长看电视、听音乐、与客人谈话的声音太大也会分散孩子的注意力。所以，要尽量给孩子创造一个安静的环境。饥饿、吃得过饱、疲乏也是导致儿童注意力涣散的最常见原因。要保证孩子有足够的睡眠，不可以放任他们无休止地看电视或玩游戏。

科学安排儿童生活起居时间，做到生活学习有规律、有计划。要提醒孩子坚持体育锻炼，以培养其意志力，增强其注意力。

孩子考试作弊怎么办

"望子成龙"已成为多数父母期待的目标，很多父母都把孩子的分数作为实现这个目标的标准，所以他们都希望自己的孩子能考个好成绩回来，这无形中就给孩子增加了压力。如果孩子的成绩可嘉，父母就会笑容可掬、和颜以对，在精神和物质上都会给孩子以奖励。这样就加大了孩子的虚荣心，反而使孩子不择手段地提高自己的分数。如果孩子名落孙山，父母就会怒目横眉、暴跳如雷，唠叨、批评个没完没了，甚至棍棒相加，会使孩子的心灵受到极大的创伤。

经过长时间努力的亮亮在上次的考试中成绩很突出，就连平时不怎么关心他的老师也在班里表扬了他，爸爸妈妈也非常高兴，还奖励了他一台新山地车。可就是因为高兴过了头，前一段时间他迷上了玩电脑游戏，功课落下了不少，眼看期末考试就要开始了，他的复习计划还没制订出来，这可急坏了亮亮：如果这次考砸了，老师该看不起我了，以后可就抬不起头来了，爸爸妈妈说不定还要批评我。左思右想也没什么好办法，最后他想到了作弊。

考试时，亮亮旁边坐的是学习委员，而且他的成绩一贯优秀，这下亮亮就更坚定了要抄个好成绩的念头。可是就在考数学的时候，他的作弊行为被学习委员发现了，学习委员立刻报告了老师，老师没收了亮亮的试卷，考完后又把情况通报给了家长。

其实，对于孩子来说，作弊行为得来的成绩就如同一个巨大却不坚固的堡垒一样，尽管外表看起来很风光，可是却不够结实。试想一下，如果孩子经常通过作弊行为取得好成绩，那么到了类似高考等无法作弊的考试中，他该怎么办？所以，如果你发现了孩子的作弊行为，一定要引起重视，但也不要急着批评他或斥责他，要先心平气和地问清楚原因，弄清楚他作弊的心理，这样才好对症下药进行教育。

（1）应该用平和的心态看待孩子的分数。很多父母都喜欢把分数作为评价孩子、奖惩孩子的标准，每一个孩子都喜欢被赞扬和奖励，谁都不喜欢被批评，于是这些孩子为了能得到家长的赞扬和奖励，就会通过作弊的手段来获得这些。因此，家长应该用正确的态度看待孩子的分数，不要让孩子为了分数掉进作弊的泥潭里。

（2）给孩子的奖励要适中，不要过分地给予物质、金钱上的奖励。一些父母喜欢把孩子的成绩与奖励挂钩，这招有时也的确能收到良好的效果，但是，在给孩子奖励时，一定要记得适可而止，不要过分地用物质、金钱等奖励来刺激孩子，那样难免会将孩子的学习目的引入误区，使孩子为了奖励而学习，以致走向作弊。

（3）引导孩子要"先学会做人，再学会做学问"。家长应该教会孩子做人最重要的就是诚实正直，在学校加强考风考纪教育的同时，家长应引导孩子明确"诚实比分数更重要"的道理。宁可要不及格的诚实，也不要掺假的高分。

（4）不纵容孩子的作弊行为。一旦老师告诉你，你的孩子在某次考试中有作弊行为时，要客观对待。不要因为觉得承认了孩子的作弊行为，自己和孩子都会很没面子而包庇孩子的作弊，这对孩子的成长来说，是有害无利。所以一定要客观对待孩子的作弊，千万不要庇护甚至纵容孩子。

家长应该去挖掘和肯定孩子好的一面，多给点鼓励，而不是只看到孩子差的、不好的一面，一味指责和谩骂。这样帮助孩子树立了正确的自我评价标准，孩子就不会通过不正确的手段一味追求考试高分了。

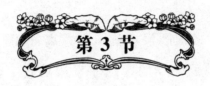

别把孩子当做你的尾巴

孩子就像父母的"跟屁虫"

　　无论父母做什么，孩子总是跟在父母的屁股后面，就像是父母的小尾巴，只要有一会儿见不着父母，孩子就会焦虑不安，甚至哇哇大哭。孩子这么黏父母，究竟是怎么了？

　　妈妈正在厨房烧菜，圆圆像条小尾巴似的在妈妈身边蹭来蹭去，妈妈担心不小心伤着她，于是对圆圆讲："圆圆，厨房里很危险的，你先出去玩，一会妈妈做好饭就陪你，好不好？"

　　"我不！我要跟妈妈在一起！"圆圆撅着小嘴。

"圆圆乖，你看厨房里这么小，万一妈妈不小心碰着圆圆了怎么办？"

"我就不！"

无论好说歹说，圆圆就是不肯出去玩。

平时，圆圆就跟妈妈特别亲，无论是吃饭、玩耍还是睡觉都要妈妈陪着。一见妈妈不在，她就会到处找，甚至妈妈洗澡时，她也要守在门外。

刚上幼儿园时，圆圆根本就不愿意离开妈妈，无奈之下，妈妈在幼儿园陪了她整整一周，她才慢慢地肯去幼儿园了。现在，即使每天去幼儿园，圆圆也对妈妈依依不舍，从幼儿园回家后，她就会寸步不离地守着妈妈。

圆圆的爸爸因为工作忙，平时都是早出晚归，因此，圆圆的吃喝拉撒都是由妈妈操持的，这无意中养成了圆圆特别依恋妈妈的习惯。

圆圆这种情况就属于对妈妈过度依恋。依恋是婴儿寻求并企图保持与另一个人亲密的身体联系的一种倾向。这个人主要是母亲，也可以是别的抚养者或与婴儿联系密切的人，如家庭的其他成员。依恋主要表现为啼哭、笑、吸吮、喊叫、咿呀学语、抓握、身体接近、偎依和跟随等行为。

依恋是婴儿与抚养者之间一种积极的、充满深情的感情连接。它对于激发父母和照顾者更精心地照料后代，对形成儿童最初信赖和不信赖的个性特点有着重要的影响。

孩子在出生后的第一年对他是至关重要的，母亲的接纳、喜欢、拥抱、躯体抚慰和精神关注，将促进孩子与母亲形成信任、安全、温暖的关系，这样的依恋关系能让孩子变得健康、活泼、开朗、自信。如果母亲性格强硬，动作粗鲁，情绪不好，对孩子疏于照料（让孩子处于饥、渴、冷、湿等不安状态），或不愿意亲自陪伴孩子，把孩子寄养在别处，甚至虐待孩子，那么孩子就可能很难与人形成良好的依恋，心理发展延缓甚至出现自闭倾向。有很多不能形成依恋的孩子，在成长中会慢慢出现边缘型人格障碍或自恋型人格障碍等。

与父母形成良好依恋关系的孩子具有以下特征：

人际关系中，开朗活泼，有自信和自尊，懂得爱别人，能与人"共情"，没有暴力倾向，善良，宽容，知道自我的边界，不对别人过度要求。

能正确解读父母教育自己的信息，打得也骂得，孩子不会记恨父母，一般也不会让父母太伤心。依恋不够的孩子打不得也骂不得，因为父母这样做会激发孩子内心深处对父母的不信任。

母子依恋关系的三种类型

（1）安全型依恋。最常见的依恋类型。在母亲离开时会哭闹，在母亲回来时会高兴；如果母亲在场，通常以母亲作为认识世界的起点；如果在玩耍，会不断地回到母亲身边寻求安慰；通常比较合作，较少生气，会友善地对陌生人。

（2）逃避型依恋。较少见。在母亲离开时很少哭泣，在母亲返回时不会太高兴，并设法逃避母亲；如果有什么需要，不寻求帮助，而会表现出愤怒的情绪；不在意陌生人。

（3）矛盾型依恋。较少见。在母亲离开前就开始焦虑，对母亲的行为很紧张，担心母亲离开；在母亲离开后更加不安，而母亲回来时，行为又很矛盾——既想亲近母亲，又拒绝母亲，较

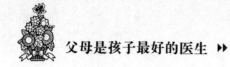

少关注周围的环境，很难安抚，对陌生人也不友好。

与孩子建立良好的依恋关系

依恋是孩子出生后最早形成的人际关系，是成人后形成的人际关系的缩影。因此，父母要与孩子建立良好的依恋关系。

当孩子回家，回到母亲身旁需要和母亲重建依恋的时候，母亲最好不要做下面这样的事：

（1）对孩子身上的某些行为、特征、习惯不满意，忙着纠正孩子，让孩子感觉很糟糕，没有安全感。很长一段时间里不要批评孩子，如果什么事非说不可，也要这样说："孩子你这样做很不错啊，不过，妈妈还有一种方法，你想不想试试？"

（2）急于向孩子或让孩子表达亲密感，结果遭到孩子拒绝，这样易引发大人的挫败和孩子的焦虑害怕。

（3）拒绝原来曾与孩子形成依恋的人（如老人、阿姨），嫉妒孩子对那个人太好，让孩子在客体关系发展中产生混乱的感觉。

（4）扔掉孩子随身携带的旧手帕、毛绒玩具、漫画书，给他买更好的东西，这些东西对孩子内心平静很重要，是一种对父母依恋的替代品，要暂时保留，耐心地等待孩子自己失去兴趣。

父母要用一种平和、坚定、温暖的方式去引导孩子，孩子会慢慢地完全投入父母的怀抱完成儿童时期心理发展任务——依恋。

"谁都不许动我的东西"

"为什么我的孩子这么自私？我对他那么好，可是他一点都不知道心疼我，更别说别人了……""现在的孩子自私、冷漠，眼里根本就没有别人。"许多家长都发出这样的慨叹。其实，孩子的自私不是天生的，而是后天形成的。

这是一位母亲的含泪叙述：

一个夏日的正午，天特别热，孩子吵闹着要吃西瓜，我赶快到菜市场去给他买。满头大汗地拎着西瓜回到家，刚进家门，孩子就冲我嚷嚷："妈，你怎么这么久才回来啊？我都快渴死了！"我赶忙走进厨房，洗净后切开西瓜，下意识地切了一小块，想尝尝西瓜甜不甜。这时候，我突然听见孩子尖利的呵斥："谁让你先吃啊，你赶快给我吐出来！"我目瞪口呆地站着，简直不敢相信这些话出自我一直疼爱的孩子之口，泪水顿时流了下来。孩子可能发现我哭了，接着说："算了，这次我原谅你，下一次可不允许你这样了啊！"他的语调是成年人式的不容分说，我没有想到孩子会这样对待我，也不知道他怎么就会说出这样的话。

案例中这位母亲的孩子表现出来的就是自私。不少父母和老师都把孩子的"自私"看做是一种不良的行为。但也有一些专家指出，对于一岁半左右的幼儿而言，许多所谓的"自私"行为是正常的，是认识"自我"的表现。

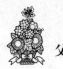

例如，一位妈妈抱怨道："我的孩子有三块饼干，我逗他说给妈妈一块吧！孩子分了一块给我；父亲如法炮制也得到一块；但当奶奶再去要的时候，孩子便说，'这块是我的！'"妈妈有些失望，认为孩子的这种表现是"自私"的行为。

心理专家指出，在婴幼儿时期，像最后一块饼干不给别人这样的所谓"自私"的行为，其实只是说明了孩子有了"自我意识"的概念，并不是通常人们所理解的"自私"。

孩子的自我意识是逐渐发展起来的。当孩子的自我意识逐渐增强，就开始懂得区分自己和别人的不同。一岁多的孩子正处于自我意识萌芽期。随着年龄的增加，孩子的自我意识更加明显，同时认知能力也有了一定的发展，他们能认识自己的衣服、玩具……开始有不让别人碰属于自己的东西等表现。此时，孩子的这种表现是正常的，不能在孩子面前说他们"自私"。这一时期，父母应该给孩子创造一个与别的小朋友一起做游戏的机会，并鼓励孩子在游戏中拿出自己的玩具和小伙伴一起玩耍，通过这种方式让孩子亲身体验与他人共享的快乐。

家庭教养方式导致了孩子的自私

让很多家长感到迷惑的是，孩子为什么会这么自私？不愿意让别的小朋友碰自己的玩具，不愿意把好吃的与家人一起分享，不懂得尊重长辈……

其实，孩子的自私除了有本能的意识外，主要还跟家庭教养方式有关，孩子道德品质的形成，更多是受到家庭和社会潜移默化的影响，孩子的自私并不是天生的，在很大程度上都是因为家长错误的教育态度和教育方式导致的。

现在的独生子女比较多，大多都有爸爸妈妈、爷爷奶奶宠着，生活条件又比较优越，孩子想吃什么就吃什么，想买什么就买什么，家人对孩子的要求千依百顺，要星星不敢给月亮。例如：爷爷要睡觉，孙子要看电视，爷爷只能让步；女儿要吃冰激凌，不管路多远，爸爸也得去买；儿子要妈妈在家，一哭闹，妈妈便一天不去上班了……

久而久之，就会给孩子一种"错觉"，只要是我想要的东西，我想干的事情，就没有得不到、做不成的。家长过分的溺爱、迁就，使孩子渐渐地形成了以自己为中心的个性倾向。他们眼里只有自己，不会关爱他人，不懂得为他人着想。

让孩子学会与人分享

孩子的自私不是天生的，而是后天形成的。要克服孩子的自私，关键还是要父母消除对孩子"唯命是从"的现象，教孩子学会与他人分享。

在日常生活中，家长要做好表率作用。父母关心别人，帮助别人，自然会给孩子留下印象。如做了好吃的点心分给邻居品尝，毫不吝啬地借给别人需用的物品，买了什么好吃的东西，要和全家人一起分享等，这些行为都会无声地告诉孩子应该与人分享。

此外，父母应该给孩子创造一些与人分享的机会。如家长应该带孩子去一些小朋友比较多的地方，让他们在实践中学会与他人分享。例如，东东正在玩皮球，他的小伙伴龙龙眼巴巴地看着他，很想玩，但是东东就是不理他，龙龙生气了，一脚把皮球踢飞了。这时候，家长可以这样教导两个孩子，对东东说："龙龙很想和你一起玩皮球，可你不理他，他心里很难受，就把皮球给踢飞了，东东，你原谅龙龙好吗?"而要告诉龙龙："你要想和东东一起玩，你就直接跟东东说，不能把皮球踢飞，知道了吗?"通过这样的方式，孩子逐渐地就会产生与人分享的意识。

儿子的愿望：总有一天我要成为真正的女性

两三岁的时候，孩子就渐渐地有了性别意识，他们能够认识到自己的性别特征，知道男孩应该顽皮、好动，女孩应该温柔、安静。可是有的孩子却不喜欢自己与生俱来的性别角色，总是有意无意地加以改变。是什么样的原因导致他们的异性化倾向呢？

盛夏午后的一场大雨，将闷热的气息一扫而光。骤雨后的空气，显得格外清新。凉爽的天气，让人顿感轻松惬意。

妈妈匆匆地从菜市场买菜回来后，就进入厨房开始准备晚饭。一向淘气的小伟今天却格外地安静，妈妈从厨房出来拿晾在阳台上的围裙，路过自己的屋子时，却不经意地发现，9 岁的小伟正在屋子里用化妆品为自己"梳妆打扮"，只见小伟那白皙的脸上涂着眼影、腮红……红的、绿的、紫的，涂得满脸都是，宛若彩绘的大地。

说起小伟，妈妈可是伤透了脑筋，毕竟小伟已经上小学 3 年级了，但却老是喜欢打扮成女孩子的样子。原来，小伟从小就长得白白净净的，特像小姑娘，再加上爸爸特别喜欢女孩，所以家人偶尔会把小伟打扮成女孩，给他穿一些漂亮的小裙子，结果，外人一见到小伟，都以为是个小女孩，都夸小伟漂亮，家人听了心里也美滋滋。于是，经常给小伟穿一些女孩的衣服。后来，家人慢慢地发现，小伟竟然喜欢上了做"女孩"的感觉，上幼儿园时还经常跟家人嚷嚷着说要穿裙子。原本，家人以为，等小伟上小学之后就不会这样了，谁知道小伟却喜欢上了这种女孩子的打扮。

事实上，小伟的这种偏爱女性打扮的现象，我们可以称它为"性别倒错"。所谓"性别倒错"，心理学家把它定义成：男孩子表现出过分温柔，缺乏男子汉气概的行为，以及女孩子出现过多男性装扮。

根据研究，我们可以粗略地归纳出产生性别倒错的几种原因：

（1）遗传内分泌的影响。男孩子女性激素太多，或者女孩子男性激素太多，都会产生异性化的行为。

（2）父母的角色期望。有些父母特别喜欢某些性别，如有的父母特别喜欢女孩，却生了一个男孩，于是，把男孩当成女孩子来养，把男孩打扮成女孩的样子，久而久之，也会使孩子产生性别倒错。

（3）教养方式不当。如果男孩子被父母过分鼓励温柔、胆小的一面，就会使男孩成为娘娘腔；反之，如果父母对女孩过分强调阳刚的一面，也会造成性别倒错的现象。

（4）缺乏同性认同对象。有的家庭由于父亲早逝或者父母离异，家中缺乏男性角色，致使男孩完全以母亲为认同对象，从而导致了性别偏差。

此外，父女或者母子关系异常亲密，使孩子失去了与同性相处、接触的机会，也有可能导致孩子的性别认同出现偏差。

性别倒错，有迹可寻

心理学家表示，性别倒错的孩子是有迹可寻的，如果你仔细观察就会发现。以下即是性别倒错的前兆特征：

（1）持续地穿着异性服装。

（2）对异性兴趣浓烈，不喜欢与同性的孩子一起玩耍。

（3）长期认同异性，如男孩子经常会告诉别人"我是女孩"。

（4）经常表现出异性的仪态、声调、姿势，而且在外界压力下，仍然无法克服。

（5）经常不被同伴接受。

假使孩子出现以上特征，那么，就需要引起父母足够的重视了，因为孩子极有可能出现了性别认同偏差。父母应当为孩子提供正常的性别认同角色和行为，除此之外，当孩子出现"同性"行为时，应当给予鼓励、赞美。

研究指出，在青春期之前，性别倒错是能够获得良好的改善的。如果父母能付出耐心和信心，是极有可能改变孩子的性别认同的，倘若过了青春期，那就需要接受心理治疗了。

性别倒错的家庭治疗

为了让孩子有正确的性别认同，父母要对子女付出较多的时间来陪伴他们，同时，父亲要给男孩、母亲要给女孩提供模仿的机会。

倘若因为某种特殊原因，父亲或者母亲无法长期留在家中，也应该从亲戚或者朋友中寻找一位替代的认同对象，与孩子建立关系，同时，要鼓励孩子阅读一些与其性别相同的英雄伟人传记。

当然，一些性别认同出现偏差的孩子和同性的大人在一起时，可能会有排斥的现象，但是无论如何，都得坚持下去，同时要表达自己的关心和爱心。

一旦孩子表现出符合其性别的行为时，父母应该马上给予口头上的赞美，以鼓励他再度表现出类似的行为。例如，懦弱的男孩子在玩跑步、打水仗等游戏或者刚强的女孩子在玩过家家的游戏时，都应该给予适度的鼓励。

此外，父母也可以建立一套"积分规则"，比如，当男孩玩骑马打仗游戏时给3分，跌倒爬起来给2分；和小朋友一起踢足球给5分，等等，累积到20分可以延长看电视或者玩游戏的时间，30分可以买一个自己喜欢的玩具。一段时间之后，可以将标准再订得高一些，通过这样的方法，可以慢慢地塑造出男性化的行为。

此外，对于孩子的一些不符合性别的行为，父母应该及时地进行提醒，告诉他那样的行为是不对的。即经常给孩子一些回馈，让他能更好地了解男女之间的行为差异。

假使这些方法都不能纠正孩子的"性别倒错"，那么就必须寻求专业的医疗机构的帮助了。

孩子口吃，难以完整地讲一句话

　　孩子说话不流畅，家人在一边着急上火，一旦孩子说话结巴，便会严厉地责备孩子，时常提醒孩子注意。父母不愿意孩子说话结巴，急于纠正孩子的发音，殊不知，长期这样，孩子说话结巴的机会反而会增加，最后孩子真的成了口吃患者。

　　李浩是一个聪明可爱的小男孩，但他有个小毛病——说话结巴。其实，李浩开口说话挺早的，也较流利，可到了 3 岁的时候，却突然变得有些结巴了。从 5 岁开始，李浩接受了妈妈的言语矫正训练，妈妈自制了一套训练方案，播放教学录音让李浩模仿，但效果甚微。时间长了，李浩觉得妈妈是在折磨他，而妈妈却认为李浩"我……我……我……"是故意的，于是批评、苛责他。结果妈妈越着急，李浩就越害怕，越害怕就越结巴。

　　后来，妈妈看了一篇相关的文章，文章说 2～7 岁的孩子结巴是正常的，就没有再苛求他，心想慢慢地会好的。谁知道上小学后李浩的结巴竟然越来越严重，一句话中间老是有不恰当的停顿，或某个字的发音拖得很长，如"我不……想睡觉"，让人听起来很吃力。

　　每当与老师谈话或上课发言时，李浩就结巴得更严重了；有时遭同学嘲笑，他说话就更结巴了，越是这样，他就越不爱讲话，因而，讲话就更加不流利了。

说话结巴给李浩带来了不少烦恼。研究发现，孩子的口吃是后天形成的，与家长教育不当有直接的关系。说话不流畅，是2～7岁儿童比较常见的生理现象。孩子对自己的口吃无自我意识、恐惧和害羞心理，算不上是"口吃"。2～3岁的孩子思维迅速发展，想用语言表达一种思想，但找不到合适的辞藻，在找合适的词语来表达的过程中就会出现口吃，这种口吃一般只是阶段性的。在这一阶段，有很多孩子开始学会数数、念儿歌，但是说的技能赶不上思维的速度，以语言为基础的思维跑到语言功能的前头，思维和语言发展不同步，口吃就会更加明显了。但是随着孩子语言能力的进步，这种口吃就会慢慢地减少直至消失。

一些家长见到孩子出现口吃，便会严厉地责备孩子，时常提醒孩子注意。受到多次的责备和提醒之后，孩子就对讲话产生了不安、恐惧等心理，口吃现象反而会变得更加严重。父母不愿意听到孩子讲出"结巴"的话，急于纠正孩子的发音，这样孩子说话结巴的机会反而会增加，最后孩子真的成了口吃患者，把本来不是问题的事情弄成了问题。

另外，口吃在心理学上还有一种象征意义，就是对自己的不满意与严重的内心冲突。孩子在"完美主义"的环境下，面对父母的高标准和严要求，想做的只有"逃避"。没有一个孩子不想赢得父母的喜爱，但要成为父母心中的好孩子又是那么的艰难。父母长期的"负面"评价及无情打击，会造成孩子的情绪障碍并以口吃的形式表现出来。因此，治疗"小结巴"的重点在于消除孩子心中紧张、焦虑的源头——父母的完美要求。

不让孩子注意到自己的结巴，分散孩子的注意力，才能减轻其精神紧张。父母如果不能放松心情，一紧张，说话的语气、音调就会流露出来，孩子就会受到暗示，你的焦虑就传染给了孩子。

孩子精神紧张，更容易口吃

口吃不仅影响孩子语言功能的发育，还会极大地损害他的心理健康，使他产生心理压力，自尊心受挫，容易形成孤僻、退缩、羞怯、自卑的不良个性。口吃的孩子往往情绪不稳，容易激动。他们害怕在大庭广众下讲话，害怕上课时老师提问，不愿意主动与同学交往。

口吃的症状轻重取决于讲话者自身，有不少口吃者，与自己的亲人，如孩子、父母、妻子等讲话时不结巴。一些孩子独自一人朗读、背诵时不会口吃，而一旦在老师面前背书或在课堂上被老师点名回答问题时就会张口结舌，说话困难。也有的孩子在与人开玩笑时口吃比较轻，而在开口向别人求助时口吃严重；有的孩子在慷慨助人、心情愉悦时口吃轻，面对权威、受到他人责备时口吃重；多数口吃的孩子在唱歌、低语、参加集体朗诵、合唱或自言自语时，几乎没有口吃现象的发生。

孩子在精神紧张时容易发生口吃，如果长期处于紧张状态，口吃就会加重，像上例中李浩就是因为妈妈的过分关注和在学校里受到同学的讥笑而加重了口吃，因而一张口说话就紧张，一紧张便口吃。

给孩子一个轻松、愉快的讲话氛围

口吃主要不是器质上的问题，而是心理上的问题。所以，克服孩子的口吃，应该从心理角度入手，给孩子营造一个平静、轻松、愉快的讲话气氛。可以从以下几个方面着手：

（1）不让孩子模仿。模仿是口吃形成的主要原因之一，因此，在日常生活中，不要让孩子模仿电视里或者生活中的结巴。

（2）父母不要指责。父母见到孩子口吃时，应持平静、无所谓的态度，避免严厉的责备，不要逼孩子把话讲全，也不必提醒"你又口吃了，要注意"，以免增加孩子的紧张情绪，反而更加结巴。

（3）慢慢地跟孩子说话。若孩子的口吃比较轻微，则不必采取任何措施，时间长了，口吃自然就会消失，若孩子的口吃现象比较严重，父母在同孩子讲话时，应该用缓和、拖长音的语气降低语速，孩子会逐渐模仿，用这种方式去讲话，这样口吃也会慢慢地得到缓解。

（4）及时给予鼓励。当孩子的口吃有一点改进时，父母应及时地给予表扬鼓励，这可增加孩子克服口吃的信心。

（5）寻找病因，消除病因。孩子本来不口吃，后来变得口吃，这其中会有很多原因，也许是智力负担过重，也许是家人当着孩子的面争吵、冲突，孩子受到惊吓或是孩子的习惯受到破坏等。只要能消除隐患，孩子的口吃一般会在几个月后自行消失。如果原因不明，就必须去咨询相关的专业机构，以便及早地解决问题。

这样，给孩子一个轻松、愉快的讲话氛围，孩子的紧张情绪得到舒缓，逐渐地就会改掉口吃的毛病。

孩子学会用自虐来威胁家长

　　稍有不如意，孩子就会"虐待自己"：抓脸、扯头发、用头撞墙等。他之所以这样做，是因为他懂得有人比他还会保护他，他知道你在乎他，不但不会让他撞得头破血流，还会答应他所有的要求。

　　7岁的闹闹聪明伶俐，特别善于察言观色，小小年纪就有了自己的撒手铜。

　　这个周末，早晨刚起床，闹闹吵着要去游乐园坐海盗船，爸爸妈妈不同意，因为他们已经约好了朋友要一起去公园划船。妈妈哄闹闹："闹闹乖，爸爸已经和张叔叔约好了，咱们这周去公园划船。"

　　"我不嘛，我要去游乐园。"闹闹不同意。

　　"你不是最喜欢张叔叔家的小妹妹妙妙嘛，她今天也会一起去，你就可以和她玩了。"

　　"我就要去游乐园，妙妙我可以晚上去找她玩。"

　　好说歹说，闹闹就是嚷着要去游乐园。

　　爸爸生气了："闹闹，怎么不听话，再不听话划船也不带你去了。"

　　这下可是捅了马蜂窝，闹闹大哭起来。家人都在吃早饭，没理他。闹闹见没人理他，就开始使劲地扯自己的头发，而且还用手拼命地抓自己的脸，不一会儿，小脸上就出现了青一道紫一道清晰的抓痕。

奶奶最先看不下去了，心疼地摸着闹闹的小脸说："宝贝，快把手放下，何苦跟自己过不去，有什么委屈跟奶奶说！"

爸爸妈妈虽然生气，但也没办法，只好跟着奶奶一起向他妥协。精明的闹闹就这样"制服"了爸爸妈妈，达到了自己的目的。

其实，这样的情形在闹闹家不止一次地上演过，每一次，都是以闹闹的胜利而告终。

"虐待自己"之所以成了闹闹的撒手锏，是因为它击中了大人的要害。不要以为闹闹自己不知道自我保护，他之所以这样做，是因为他懂得有人比他还会保护他！除了抓脸、扯头发这些手段之外，有的孩子一生气就用头撞东西、撞墙。孩子一撞墙，父母就着急了，你越拉他，他就越发拼命地向前冲。

心理学上有这样一条原理：如果是一种行为，不论是好的行为，还是坏的行为，是正确的行为，还是不正确的行为，只要这种行为产生后受到了人们的赞赏、表扬或奖励，那么这种行为在以后就更容易出现。孩子的好习惯的形成是这样，发脾气之类的坏习惯的形成也是同样的原理。

请你不要过于责怪孩子的这种幼稚地"要挟"父母的手段，孩子不听劝阻，一次次以身试验，这其中有家长的强化作用。就像闹闹每一次抓脸，都能得到他想要的东西，对孩子来说，有效就是硬道理。于是，闹闹明白了一个道理，只要我伤害我自己，爸爸妈妈就会很紧张，我的要求就会得到满足。许多家长常犯一个错误，孩子用语言表达自己的需求时，他们不理不睬；当孩子伤害自己时，他们吓坏了，态度和精神都在极力地告诉孩子"我很重视你"，这正是孩子所需要的。父母这样的态度，孩子恐怕永远学不会有话好好说。如果他小时候用这种屡试不爽的方式得到爱与重视，成年之后也会照用不误。

我们要消除孩子的这种行为，就是使他的撒手锏失效，让孩子发现其他更有效的手段。其实孩子天生就是一位心理学家，家长也要在斗智斗勇中成长。

孩子哭闹，不妨置之不理

威尔逊夫妇最近为儿子的坏脾气很头疼，虽然儿子马克只有六岁，却脾气暴躁，稍不如意就大发雷霆，大喊大叫。为此，他们对马克的小叛逆用尽了各种各样的方法。他们打他、罚他站墙角、逼他早点上床、责骂他、呵斥他，但这些都不起作用。小马克的暴躁脾气依然如故。

这天晚上，一家人都在客厅里，马克在看电视，威尔逊夫妇在看报纸。马克突然说想吃冰激凌，已经很晚了，商店都关门了，威尔逊夫妇试图跟他解释，劝他明天再吃。然而，马克的脾气又上来了，便倒在地上雷霆大发。他尖叫，用头撞地，挥手踢脚。这次，父母亲都被彻底激怒了，但一时却不知所措，于是他们便置之不理。他们一声不吭地继续读他们的报纸。

这恰恰是这个小叛逆最不期望的情形。他站了起来，看着他的父母亲，又倒下去把先前的好戏上演了第二遍。他的父母亲对此仍然没有任何反应。这一次，他们心照不宣地看着对方，然后打量着马克。

马克突然又倒在地上上演了第三遍，马克的父母亲仍然不理睬他。最后，马克大概也觉得自己趴在地上哭叫实在太傻了。于是自己爬了起来，回房间睡觉去了。

从此之后，马克再也没有朝别人乱发脾气，马克乱发脾气是因为没有得到强化而自然消失了。

许多孩子的坏习惯都是之前成人对孩子过度关注造成的，比如孩子伤心时赶紧安慰，哭叫时立即迁就，激动时马上观看。在这种情况下，父母最好的教育方式是对孩子的不良行为置之不理，装作视而不见，听而不闻，静观其变，耐心地等着。一旦孩子看到父母没有改变主意的意思，最后就会照着做了，脾气暴躁的孩子的情绪也会因为父母采取冷处理而逐渐平稳下来。

塑造孩子新的行为方式

面对孩子的"要挟"，父母该怎么办呢？

（1）平静地对待孩子的"自虐行为"。孩子自虐时，如果只是抓抓脸，扯扯头发，就让他尽兴好了，不要立即表示关心，可以装作不知道的样子问他："宝贝，你在干什么呢？很好玩吗？"当孩子发现自己的行为只能带来自己身体上的痛苦，却得不到父母的安慰、同情时，自然就会觉得自己的行为不合算了。对孩子撞墙、撞桌椅等这种特别具有伤害性的行为，最好的办法是转移孩子的注意力，可装作不经意地说："咦，阳台的花盆上飞来了一只蝴蝶。"

（2）培养孩子"有话好好说"。孩子心平气和地提出自己的想法时，可以考虑答应他的要求，不要非得等到孩子采取极端手段时才"迫不得已"地答应。需要注意的是，不要在孩子自虐后，马上答应他的要求。

（3）拒绝孩子时不要过于激烈。即使是孩子提出的无理要求，也不要一口回绝。这时，可以反问孩子："你为什么想要得到××"或者"你是怎么想的？"也可以提出其他可行的方案，让孩子觉得你理解他的时候，他的不良情绪就能得到缓解。

（4）与孩子谈条件。一般说来，只要父母坚持，孩子是会慢慢接受的。如果孩子真的做到了，父母一定要信守诺言，因为孩子新的行为方式的建立也需要强化才能长久地保持下去。

父母过分担忧，导致了孩子厌食

"别说话，好好吃！""快点吃！""不要把饭粒撒到桌子上！""这个必须吃完！""这个不能剩下！"对孩子而言，"吃"成了一种痛苦的经历。长此以往，孩子逐渐对"吃"产生了厌恶之感，"厌食"就这样慢慢地产生了。

幼儿园门外，家长们正在等待孩子们放学。几位妈妈在聊孩子的吃饭问题，一位妈妈担心地说："我家毛毛，每次吃饭都能吃一碗米饭，好多菜。平常还吃好多零食，现在已经很胖了，我怕他再这样发展下去，会长成一个小胖墩。"

另一位妈妈在边上随声附和道："我家彬彬也是，吃得太多，有点胖，我都担心他会得儿童肥胖症呢。"

这时，一直没说话的一位妈妈开口了："你们的孩子都还好，以后慢慢控制一下孩子的饮食就可以了。你们不知道，我们家芳芳，每次吃饭弄得跟打仗似的，这不吃那不吃的，米饭只吃一小口，我和她爸爸、奶奶每次都是追在她屁股后面求着她多吃一点，可就这样，这孩子每顿饭吃得还是很少，都4岁半的孩子了，看起来比人家3岁的孩子还瘦小呢……"

妈妈们正聊着，幼儿园放学了，孩子们看到等在外面的家人，兴高采烈地叫着嚷着跑了出来。只有芳芳，一个人无精打采地、慢吞吞地走了出来。

研究发现，大约有 1/4 的学龄前儿童的父母认为，自己的孩子在饮食方面存在问题。由此可见，孩子关于"吃"的问题牵动了许多父母的心。现在，很多父母担心自己的孩子长得不快，怕孩子不吃东西，常常硬塞给他们吃，结果导致了孩子厌食。

造成孩子厌食常见的原因有：常让孩子独自一人先吃，不与家人一起进食，没有饮食气氛。孩子进食时，父母或他人过分紧张地注视，造成孩子精神紧张。用种种许诺诱惑孩子进食或者用玩具逗哄孩子进食，降低了孩子的进食兴趣。有的孩子进食时注意力分散，边吃边看电视或画册，抑制了消化液的分泌，影响了消化功能。

吃饭时，父母的谆谆教诲使原本愉快的进食氛围马上变得严肃起来，孩子必须时刻提醒自己按照大人的要求吃饭，运用较低的记忆力记住相当数量的规矩，这势必造成孩子兴奋灶受到抑制与弱化，导致消化腺分泌减少，食欲下降。对于偏食的孩子，我们不断地给孩子下达命令："这个必须吃完！""这个不能剩下！"对孩子而言，"吃"就成了一种痛苦的经历。长此以往，孩子逐渐就对"吃"产生了厌恶之感，厌食的习惯就这样慢慢地产生了。

成人平和的心态是关键

要想消除孩子的厌食，成人的心态一定要放平和，这是让孩子吃好、长好最关键的一点。同时要消除各种不良因素对孩子的影响，帮孩子建立进食时的愉快情绪，促进胃肠道腺体的分泌功能和消化功能，增加食欲。具体方法如下：

通过解释疏导孩子不良的心理因素，改变不良的饮食习惯。

孩子在自行进食时，父母不要训斥孩子或包办代替，更不要采用强制手段让孩子进食，不让小孩子边吃边玩边看画册，也不应给小孩子多吃零食。

培养孩子进食兴趣，尽量提供孩子爱吃的色、香、味俱全的食物。对年幼儿童，可在大人协助下尽量让孩子自己进食，以增加进食兴趣，促进孩子的食欲。还可安排孩子与年龄相仿的小朋友共同进食，并在进餐时给予适当的鼓励和表扬。

进食前半小时不让孩子做剧烈活动或听紧张的故事，让孩子集中精神进食。

当孩子不愿进食时，家长不必强迫其进食，等孩子饥饿而有食欲时再进食。

对孩子进行鼓励和奖赏。家长可记录孩子每天的食物摄入量，这样能清楚地反映孩子进食情况，当孩子饭量增加，则给予奖赏，如带孩子郊游、看电视、讲故事等。

家里的"小霸王"，学校里的"小绵羊"

在家里，孩子是个无法无天的"小霸王"，但是到了学校，却成了一个遵守纪律的好学生；在家里是个"四体不勤"的小懒虫，在学校里却是得了小红花的"劳动标兵"……孩子变成了"两面派"，这是为什么？

冬冬上二年级了，他活泼好动，很聪明。爸爸和妈妈平时工作很忙，因为和爷爷奶奶同住在一个小区，因此，每天放学后，冬冬就先去爷爷奶奶家吃饭，写作业。渐渐地，妈妈赵女士发现冬冬到了爷爷家，就只看电视、玩游戏，很晚才写作业，由于困了，作业总是潦潦草草。

于是，妈妈就对奶奶说："您应该先让孩子写作业，然后看电视，而且电视要少看。"可奶奶却不同意，说孩子一天上学太辛苦了，回家得先让他休息好了，吃好了。冬冬的爸爸也为此和奶奶谈了好几次，在一旁的爷爷看不下去了："我和你妈这种方式怎么了？还不是照样把你们弟兄三个养大了？你们都像模像样的，我们教育孩子没问题！"

爸爸妈妈看在眼里，急在心里，只能暗地里抓紧教育孩子。可是，冬冬一旦在爸爸妈妈那里被批评，就跑到爷爷奶奶那里含冤告状。等奶奶批评儿子的时候，冬冬就偷着乐。而且，冬冬还特别会哄奶奶，总是让奶奶心疼得不得了，更加卖力给孙子撑腰。

　　妈妈看到孩子小小年纪就懂得了两面派的做法，这让她特别着急，如果在家里，就这样为人处世，那等到孩子大了，步入社会该如何是好呢？

　　和冬冬的妈妈一样，没有哪个父母希望自己的孩子是个"两面派"，可事实是，偏偏有许多孩子不以你的意志为转移地成了"两面派"：有的在家里是"四体不勤"的小懒虫，在学校里却是得了小红花的"劳动标兵"；有的在家里是个多嘴的"小八哥"，在学校里却是个闷嘴"小葫芦"；有的在家被家长管得太严格，不准干这干那，一到了学校就成"小霸王"，让别的孩子望而生畏；有的在爷爷奶奶面前是个听话懂事的乖孩子，在爸爸妈妈面前却成了调皮捣蛋的"小恶魔"……

　　这是为什么？专家指出，"两面派"的孩子其实掌握了老师、家长的心理。孩子按照老师、家长的喜好来表现自己，希望获得表扬。当孩子面对的对象改变了，孩子就急于把自己的另一面变本加厉地表现出来。

　　孩子通过观察，知道老师不能容忍哪些行为，他就会避免做这些讨老师嫌的事情，多做老师喜欢的事情，自然就成了学校里的"好学生"。同样，孩子也通过观察，知道父母能容忍他的哪些行为，所以他在家里就经常会做这些事情，因为知道你不会责罚他，仍然会爱他。一般情况下，父母的容忍度要比老师大很多，再加上老师固有的权威性，使得孩子在学校里显得比在家里乖很多。

　　儿童心理学家说，孩子最要不得的，就是从小"两面派"。当面一套，背后一套，"两面派"将影响到孩子健全人格的培养。学校和家庭如果能把孩子放在同一个位置上，孩子"两面派"的现象会减少很多。

立规矩应对"两面派"

要改变孩子这种不良的"两面派"态度，家长和老师必须采取正确的教育方法以及一致性的教育措施。

（1）家庭和学校的教育应一致。孩子在学校表现较好，勤快、助人为乐，而回到家中则表现得为所欲为，衣来伸手饭来张口，常常是由于父母不能严格要求孩子而致，因此父母应该树立自己的威信，对孩子严格要求，严与爱结合。

此外，父母应经常和老师联系，了解孩子在学校里的表现。了解老师对孩子的要求，并与老师交流孩子在家中的表现，和老师一起共同教育孩子。大多数孩子都对老师言听计从，把老师的话当圣旨，只要是老师说的，孩子都会去做。在这种情况下，父母可以和老师交流一下，请老师帮忙，通过老师约束孩子在家里的行为。

（2）父母的教育应一致。严父慈母或严母慈父，一个"唱红脸"、一个"唱白脸"的教育方法容易导致孩子对父母的态度不一样，要改变和预防孩子对父母态度不同，父母应做到对孩子存在的问题心中有数，在教育孩子时，父母应该互相配合，当其中一方批评孩子时，另一方不要袒护，尤其不要在孩子面前指责对方，应该互相配合、协调一致。此外，父母对孩子所提的要求应一致，这样才不会导致孩子成"两面派"。

（3）父母和爷爷奶奶的教育应一致。孩子容易在爷爷奶奶面前撒娇、任性，而在父母面前则较正常。要改变孩子对父母和爷爷奶奶的不同态度，父母应常和爷爷奶奶交流，取得一致的教育观点，采取协调一致的教育措施。对于爷爷奶奶给孩子所提的要求，合理的，父母应予配合，不合理的，背后与老人交换意见，争取统一意见。此外，老人也不宜当着孩子的面训斥孩子的父母，这样易降低父母在孩子心目中的地位。

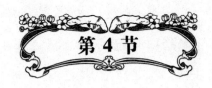

第 4 节

和孩子一起解决青春期的烦恼

如何让孩子远离浮躁

　　浮躁，即轻浮急躁之意。在现实生活中，浮躁既是一种不理智的情绪，又是一种不健康的心态，更是一种不良的精神面貌。

　　青春期的孩子很多都有浮躁现象，他们行动没有目标，缺乏思考和计划，做事三心二意，缺乏恒心和毅力，见异思迁，而且还急于求成，不能脚踏实地。比如，有的孩子看到球星挣大钱，就想当球星；看到作家出版自己作品的那份神气时，又想当作家。但又不愿为了实现自己的理想努力学习，常常是三天打鱼两

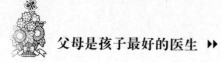

天晒网，忽冷忽热，最终会影响将来的前途。

这个时期的孩子正处于贪玩、好动、易浮躁的青少年时期，生活的环境中又充满着各种各样的诱惑。所以，家长引导孩子远离浮躁，保持一份宁静的心来生活和学习，就显得特别重要。可以从以下几个方面引导孩子。

（1）帮孩子树立明确的目标。孩子要从小就把理想中"将来想成为什么样的人、干些什么、想得到些什么"作为奋斗目标，并确定核心目标来指引自己的行为。父母在帮助孩子树立远大理想时，要注意两点：一是立志要扬长避短；二是立志要专一。

（2）懂得学会用榜样教育孩子。父母首先要调控自己的心理，改掉自己浮躁的毛病，为孩子树立勤奋努力、脚踏实地工作的良好形象，以自己的言行去影响孩子。其次，鼓励孩子用榜样，如革命前辈、科学家、发明家、劳动模范、文艺作品中的优秀人物以及周围一些同学的生动、形象的优良品质来对照检查自己，督促自己改掉浮躁的毛病，教育培养其勤奋不息、坚忍不拔的优良品质。

（3）重视孩子的日常行为习惯。孩子的浮躁心理不是一时就可以改正的，如果发现孩子有浮躁的苗头，父母要及时采取措施。一般来说，在孩子的一些日常行为中，父母若能够正确引导，孩子的浮躁习性就可以慢慢改掉。

（4）有针对性地"磨炼"孩子。父母可以指导孩子练习书法，学习绘画，弹琴，下棋等，这些活动很有助于培养孩子的耐心和韧性。此外，还要指导孩子学会调控自己的浮躁情绪。例如做事时，孩子可用语言进行自我暗示，"不要急，急躁会把事情办坏"，"不要这山看着那山高，这样会一事无成"，"坚持就是胜利"。只要孩子坚持不断地进行心理上的练习，浮躁的毛病就会慢慢改掉。

（5）要让孩子学会调节心情。保持积极向上的心态和愉快的心情是快乐生活和成长的前提。要让孩子懂得生活要有规律，饮食要科学合理；与同学相处要团结友爱，互相关心，互相帮助；交往中要大方得体，心胸开阔，遇事不斤斤计较，不让无端的烦恼影响自己。

帮助孩子确定一定期限内的大目标和若干小目标，然后集中精力去逐一实现小目标。通过小目标的不断实现，孩子就有了成就感，自然也就会对大目标坚定信心，最终摆脱浮躁。

性知识的匮乏，带来青春期的苦恼

伴随着青春期的到来，第二性征开始发育，男孩开始出现遗精现象，女孩的胸部开始发育，月经初潮的到来……他们会产生一连串的疑惑、烦恼、惶恐，甚至伴随着严重的焦虑，影响了他们的日常学习和生活。粗心的父母，你注意到这一时期孩子的心理变化了吗？

张老师正在讲台上滔滔不绝地向同学们讲述八国联军侵华的史实，同学们都被老师感染了，似乎回到了那个风雨飘摇的年代。张老师漫不经心地朝底下的座位瞟了一眼，却发现林扬有点心不在焉，完全没有在听讲。

"林扬，对于八国联军侵华，你有什么看法？"

很明显，林扬被张老师吓到了，他慌慌张张地站起来，"我认为，八国联军侵华……"吐出了这几个字，下面林扬不知道该怎么说了。

张老师很生气，"上课不好好听讲，你到底在想什么？坐下吧。"

课后，张老师将林扬在课堂上的表现告诉了班主任秦老师。秦老师也发现了，最近两个星期，林扬上课经常走神，脸色也不是很好，还经常称不舒服请假。秦老师几次关心地询问林扬是不是生病了，要不要去看医生，每次林扬都涨红了脸，连连摇头。

秦老师觉得很奇怪，以前他可不是这样的，上课的时候很活跃，就是在课下，也经常和同学们打成一片。最近是怎么了？秦老师决定找林扬的父母谈谈。

林扬的父母跟老师说了一些林扬在家的反常表现：经常锁着房门不让父母进去，甚至还自己洗床单、被套，这在以前可是从来没有的。细心的秦老师似乎明白了什么，追问道："你们是否发现林扬有过遗精的现象呢？"林扬的父母愣了一下，不好意思地说："上个月我给他叠被子时，发现床单上有块污渍，就告诉了他爸，他爸还笑他早熟呢。"

"那当时林扬怎么样？"秦老师又问。

"很不好意思，什么话也没说。唉，现在的孩子，才12岁，就……"妈妈觉得不可理解。

"那他锁门，洗被子是不是那次遗精以后的事情？……"

在秦老师的追问下，林扬的母亲这次发现，儿子最近一段时间的异常表现：不太爱和父母说话，晚上睡得很晚，早晨很早就起来了。而且，也不让爸爸给他擦背了……

"那你们给他讲过这方面的知识吗？"秦老师问。

"这还要讲啊？以后慢慢地不就知道了。再说，这些事怎么对孩子讲啊？"妈妈愣住了。

其实，父母不知道的是，最近一段时间，林扬已经陷入了深深的自责之中，他为自己的行为感到很愧疚，有一种罪恶感，甚至，他觉得自己很下流……

生活中，可能很多青春期的男孩都有过林扬的这种困惑和烦恼，包括一些青春期的女孩，她们也有自己的苦恼和困惑。

青春期是儿童发育到成人的过渡阶段，是人体成长发育的最后阶段，也是走向成熟的阶段。一般说来，女孩 10～11 岁，男孩 12～14 岁，就进入了青春期，进入青春期后，男孩除身高、体重猛增外，主要是第二性征发育，如声音变粗，胡须和腋毛开始长出，生殖器官也逐渐向成熟的方面发展，长出阴毛，睾丸和阴茎增大，性腺发育成熟，并开始有遗精现象；女孩的体格也会迅速增长，但不如男孩明显，这一时期，女性第二性征逐渐出现，声音变得尖而细，乳房开始发育，乳头渐渐变大，阴毛、腋毛开始生长，开始出现周期性的阴道出血——月经。

随着第二性征的出现，很多青春期的孩子会产生一连串的疑惑、烦恼、惶恐，甚至伴随着严重的焦虑，严重影响了他们的日常学习和生活。这不能不引起我们的警惕和反思。

长久以来，受传统观念的影响，大多数人谈"性"色变，对性难以启齿。林扬的烦恼与焦虑正是由于缺乏适时、适当的性教育引起的。

据调查，很多家庭中父母从来不对孩子进行性教育，当被好奇的孩子发问时，父母不是躲躲闪闪，引开话题，就是自作聪明地欺骗孩子。对孩子的生长发育、身体变化进行因势利导的性教育，这原本是十分自然的事情，但在很多家庭却被父母忽视了。就像林扬的父母，林扬第一次遗精后，爸爸竟然笑话他早熟，这使得他产生了强烈的耻辱感，似乎性的发育是他的罪过。试想，如果林扬的父亲不是嘲笑（当然，这种嘲笑并无恶意），而是拍着儿子的肩膀说："儿子，爸爸恭喜你，你已经是个男子汉了。"同时，再给他讲一些有关的知识，那么林扬的心态就一定不是罪恶感、挫折感，而可能会是骄傲感和成就感，更不会产生一系列的烦恼、困惑和焦虑了。

及时的性教育，让孩子远离困惑

性教育应该开始于儿童和少年时期，家长应积极参与性教育，使孩子从小就得到正确的性教育。

心理学家认为，要根据孩子的年龄对孩子进行不同内容的性教育。5 岁前的孩子，性教育主要是解决性别认同问题。家长应在洗澡、睡前很自然地让孩子认识自己的身体，不要有意地把女孩扮成男装或将男孩扮成女装，以免孩子从小对自己和他人形成性朦胧意识，从而影响孩子的性取向。

0 ~ 6 岁的孩子，在求知欲驱使下常对男孩与女孩的差异感到迷惑不解，会向父母提出各种问题，此时父母应该根据自然现象，简单明了地回答他们的问题，不能过分详细地讲述性、生殖等情节，如果讲不透，孩子的好奇心得不到满足，会更觉得神秘。

7 ~ 10 岁的孩子，这期间家长要对孩子进行较系统的性知识教育。此时，可借助自然现象、童话、寓言故事，采用比喻的手法把性教育内容穿插其中。家长可以从植物开花结果讲起，接着联系到人的性与生殖。可以这样说：一位漂亮的姑娘春天把西瓜种子种到地里，之后她每天都给种子浇水、施肥，种子慢慢长出绿色的叶子。到了夏天，叶子上结出了小花，花谢了就变成了小西瓜，小西瓜越长越大就变成熟透的香甜可口的大西瓜，这个时候就可以摘下来吃了。妈妈在肚子里也种了一粒种子，在妈妈的精心哺育下，这粒种子慢慢长大，十个月后就变成了一个小人，然后妈妈就把他摘下来，于是这个世界上就出现了活蹦乱跳的宝宝。

11～15 岁的孩子，这期间父母应主动关心询问孩子的性困惑。有一位男孩睡觉时遗精，他认为是生病了，非常担心，又不好意思告诉父母，自己在书摊买来不健康的书籍想从中找到答案。一日，母亲整理他的房间时，发现孩子在看一些不健康的书籍，母亲这才意识到该告诉孩子一些正确的性知识了，但是父母都不好意思向他讲性知识。最后，这位母亲买来有关青春期性知识的书籍放在孩子的桌上，并通过书信的方式与孩子交流。

需要强调的是，对孩子的性教育，要及早开始，要有系统、循序渐进地进行。另外，性教育的重点，并不只是传授与性有关的知识而已，更要培养对性的正确认识和健康的性心理，包括可以大方、坦然地讨论与学习，要及早让孩子明白，性并不神秘，更不污秽。

酸酸涩涩的"青苹果"，就是想去尝一尝

　　早恋，一向被家长和老师视为洪水猛兽，尽管他们采取种种措施严加防范，但是，早恋还是悄悄地走近了正处在花季的少男少女。孩子早恋了，父母和老师该怎么办？

　　无论在老师还是在父母心中，楠楠都是一个聪明、文静、听话的女孩。从小学三年级开始，楠楠就开始担任班长，一直到现在。班主任老师夸她有写作天赋，她的每一篇作文都被老师当做范文在班上朗读。不仅如此，楠楠其他各门功课的成绩也很优秀，还很乐于助人。班主任老师经常夸她是老师不可多得的好帮手。但是，自从班上转来一个帅气阳光的男孩后，楠楠似乎发生了一些微妙的变化。

　　楠楠变得爱打扮了。以前一直梳着马尾辫的她现在经常变换自己的发型，一向穿着朴素的她现在每天都要换一套衣服。而且，任课老师也反映，最近一段时间，楠楠上课总是走神，经常一个人发呆，最严重的是楠楠的学习成绩出现了明显的滑坡。

　　让人感到奇怪的是，楠楠以前很讨厌上体育课，也不喜欢运动，经常找各种各样的借口逃避体育课。但是最近一段时间，每次体育课，楠楠都很认真，并且经常去操场做运动。

　　班主任老师对此感到很纳闷，一面找楠楠谈话，一面把情况反映给了楠楠的父母。楠楠的父母最近也发现她有些反常，经老

师这么一说，更觉得吃惊。经过一番观察，父母得出了一个结论：楠楠早恋了。

于是父母对楠楠进行了一次严厉的"审问"，并且毫不留情地翻看了楠楠的书包、书柜、书桌等，终于在一个抽屉里发现了"罪证"——一本厚厚的日记。在日记里，楠楠用细腻的笔触描述了她对新转来的那个男孩子的爱慕之情以及她现在面临的烦恼。

楠楠的父母在看完这篇类似"情书"的日记之后，大惊失色，又气又恨："你小小的年纪，怎么写出这种东西！我们都替你感到害臊！"一向温顺听话的楠楠这次一反常态，涨红了脸申辩道："我做错了什么？我就是喜欢他！他是我心中的偶像！"说完，跑进了自己的房间。

异性相吸是自然界中的普遍现象，像楠楠这样处于青春期的孩子，随着性意识的渐渐觉醒，朦胧中对异性产生了渴望和爱慕，这也是一件很自然的事情。

早恋是青春期性成熟过程中，两性之间出现的一种过度亲密的互相接近。现在大多称早恋为"交往过密"。少男少女因为性发育开始成熟，本能地产生互相爱慕的情感。有的人表现为独自的单相思，有的人突破了羞涩的束缚，递纸条、约会、互相倾吐爱恋之心，借口互相帮助，形影不离，个别人则还发生进一步的两性接触。

处于青春期的孩子容易情感冲动，但却十分脆弱，情绪又不稳定，考虑问题简单，很少顾及后果，这种心理状况使早恋好像天边的浮云一样变幻莫测，早恋者的情绪也会随之波动起伏，彼此之间感情往往反复无常。

一般说来，孩子早恋有以下两方面的原因：

一是由于缺少家庭的关怀。父母只知道为孩子忙着赚钱，尤其是经常出差的父母，没有时间和孩子谈心。而且青春期的孩子情绪本来就不稳定，心里话无处倾吐，只有寻找同龄人沟通。男生之间志同道合，把握不好就会陷入哥们义气的泥坑；男生与女生之间的交流，找到共鸣后，就会有一种互相依赖崇拜的感觉，时间一长就会转化成早恋。

二是因为处于青春期的孩子自我意识增强，同时有了自己的思维和见解。有时老师家长不能认真地聆听，甚至以为孩子说的只是年少轻狂的胡言乱语，采取冷漠对待或是指责，这是代沟造成的局面。孩子没有沟通的对象，又很想得到别人的理解和承认，就开始在同学中寻找共鸣。这也是早恋出现的一个原因。

引导孩子正确与异性交往

早恋是现在令父母头疼的一个问题，并且有低龄化的趋势，父母若不闻不问吧，总觉得会耽误孩子的学业；若过问，又怕逼急了，孩子离家出走、自杀，造成不好的后果。

这里需要提醒父母的是，不要把孩子的正常交往，如相聚聊天、结伴游玩、一块儿看书、做作业等误认为是早恋，从而加以指责。有些父母错误地认为，男女同学在一起就必定是"早恋"，因而忧心忡忡，疑神疑鬼，不让孩子随便出去，平时也不让孩子与异性同学结伴回家，这样的做法势必会对孩子的心灵造成伤害。

父母应该相信自己的孩子，在一般情况下，男女同学的接触是很正常的，不敢接触才是不正常的。如果发现孩子与某一异性交往过密，就应该巧妙地加以引导，让孩子懂得，异性交往不要太集中于某一个人或一个小范围，否则会失去与多数同学、朋友接触的机会。

有位妈妈的做法很值得借鉴。

这位妈妈发现儿子早恋，她不仅没有斥责儿子，反而比过去更加关心儿子，知道儿子喜欢语文，便鼓励儿子去参加朗诵组，还启发儿子写日记，儿子的写作水平得到了迅速的提高。于是，儿子的习作频频出现在班级的墙报上。儿子开始由一对一的交往转向了集体，常为班级做好事，而且在一次班干部选拔中被同学们推荐当了生活委员。期末考试时，儿子的成绩有了很大的进步，进入了年级前五名，还被评为了三好学生。学习、参加集体活动成了儿子的主要活动，当初对异性的爱慕心理也渐渐平息、淡化。

孩子的早恋往往与生活单调、没有目标有关，因此，充实孩子的生活，帮助孩子寻找生活的意义，可以有效地转移孩子对"早恋"的注意力。

此外，父母应该多和孩子沟通、交流，组织一些家庭集体活动，增进父母与孩子之间的感情，以便能及时了解孩子的心理和情绪变化，及时教育；同时也能增强家庭对孩子的吸引力和父母在孩子心目中的威信，避免孩子过多地从外界寻求关怀与理解。

容易冲动，与朋友问题不断

在所谓的"不可救药"的孩子中，有多少是真的如此呢？我们总是单一地用道德标准来衡量他们，而很少从心理的角度来看待他们身上的一些问题和行为，以至于给他们造成了极大的伤害。

中午，王老师正在办公室里休息，突然班长王蕾急匆匆地冲进办公室向他报告："老师，昆昆又打人了！小辉的鼻子都被打出血了！"听到这个消息，王老师吓了一跳，急匆匆地和王蕾向出事地点赶去。

刚接手这个班级的时候，王老师就听以前的班主任老师说昆昆是个霸道的孩子，有事没事就喜欢欺负同学。如果有谁惹了他，他就会动手打人，班上的好多孩子都被昆昆打过。有一次，他看到同桌张民从家里带来了一个有趣的玩具，他跟张民要，张民不肯给他，他就趁张民不注意，故意把那个玩具撞到了地上，结果玩具摔坏了；还有一次，几个同学在操场里踢球，大家都不愿意和他一起玩，他冲上前去，一脚就将球踢到了校外；一次，方雨不小心将他的作业本碰到了地上，方雨赶快捡起来，并向他道歉，可他不仅把方雨的作业本摔到了地上，还打了方雨一拳……总之，昆昆在班上经常惹是生非，不是把这个弄哭，就是把那个打一顿，不少同学的家长也经常打电话反映。为此，班主任没少教育他，也常到他家去家访，但是昆昆的父母平时很忙，很少有时间教育孩子。每当他们听说昆昆在学校里犯了错，常常是气不打一处来，不由分说地就将昆昆揍一顿。王老师正准备多花点时间了解一下这个孩子，谁知，开学才几天，就又出现了打人的事情。

后来，王老师通过家访了解到，昆昆不仅在学校里经常欺负别人，与别的同学发生冲突，就是在家，有时候稍有不顺心，他就大吵大闹，脾气十分暴躁。而且他还经常与邻居家的小孩发生冲突，经常打别的孩子，因此，经常有家长带着孩子找上门来，每当这种时候，父母对他则是拳脚相加。时间久了，附近的孩子都不愿意和昆昆一起玩了。昆昆变成了名副其实的"小霸王"。

在我们的周围，有不少像昆昆那样的孩子，他们经常故意欺负同伴，遇事冲动，易发怒，这种表现心理学上称之为儿童攻击性行为。攻击性行为一般指能引起别人的对立或争斗的行为，在儿童身上主要表现为故意打、踢、推或伤害别人的身体，这种攻击性行为，对儿童个体的健康发展十分不利，而且影响儿童社会性、个性和认知的发展。孩子的攻击性行为不是天生的，是在后天的成长发育中逐渐形成的。

首先，父母对孩子的教养方式，直接影响着孩子的行为。有的父母过于溺爱孩子，往往容易偏爱和夸大孩子的优点，忽略和淡化了孩子的不足，对孩子多报以由衷的赞赏和慷慨的奖励，这种教育方式使儿童养成唯我独尊的自负心理。有的父母则对孩子十分严格以至严厉，孩子稍有过错就严加责罚，在孩子面前丝毫不流露半点亲子温情，导致孩子在父母面前像老鼠见了猫，战战兢兢，在同伴面前则原形毕露，胆大妄为。这两种极端的教子方式，使儿童极易产生攻击性行为。

同时，教师的一些不恰当的教育行为，也会导致儿童形成攻击性行为，特别是教师过分偏爱班中的好孩子，使其他孩子心里感到不平衡，甚至损伤其自尊心，从而造成其对教师疏远对立，对这些好孩子的强烈不满，也会表现出过激的行为。教师过多的惩罚，也会强化儿童的攻击性行为，使其产生对抗情绪。

除此之外，电视电影中的武打片、暴力片的影响，使孩子从小就有了一种打打杀杀、蛮横无理的思想，再加上孩子具有好模仿的特性，因此当与同伴发生矛盾时，他们必会一一效仿。再加上生活中的一些暴力事件，会使孩子看在眼里，记在心里，在某个特定相似的场合下，就会将这种攻击性行为表现出来。

重新审视日常生活中的教育方式

分析昆昆的案例，我们不难发现，昆昆之所以如此霸道，主要是因为内心的自卑所引起的。昆昆父母收入微薄，这使得他的穿着、文具等在同伴中都差几档。他的内心深处有一种强烈的自卑情绪。他担心同伴们排斥他，担心自己受到别人的欺负，因而对同伴的举动异常敏感，稍稍觉得不安全了，就会主动攻击。这使得大家都觉得他是个"小霸王"。

同时，父母不当的教育方式也是昆昆变得蛮横的重要原因。由于家庭条件特殊，父母常常教育昆昆要学会保护自己，不要受到别人的欺负。而当昆昆欺负别人时，父母不知道这是自己教育的过度反应，只是一味地责怪孩子"闯祸"，一味地拳打脚踢，这实际上为昆昆处理问题提供了反面的示范。

另外，由于同伴们对昆昆的霸道印象已经相当深刻，因此，

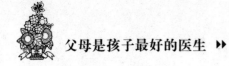

他们很少愿意和昆昆在一起玩耍，这使得昆昆的内心深感孤独，于是，他就想通过惹是生非来引起别人的注意。

创设情境，让孩子宣泄不满

孩子是天真无邪的，他们的喜怒哀乐很真实，也很强烈，这往往直接支配着他们的行为。同成人一样，孩子常常利用多种情绪来表达自己的需要与愿望。烦恼、攻击、挫折、愤怒这些侵犯性情感是点燃攻击性行为的导火线。因此，父母和老师应当更多地体察和理解孩子的情绪变化，为他们创造一定的条件，让他们把这些不良情绪发泄出来。

比如，可让孩子用语言发泄情感，创设悄悄话角，当他们感到愤怒时，独自大喊大叫，舞动自己的手臂。又如，可让孩子通过运动形式表达情感，设立体育角，当他们想打人的时候，就打陀螺，用沙包击靶子，或戴上手套任意打击沙袋，也可任意在垫子上翻滚，这样使孩子将自己的情感发泄到一个合适的替代对象上，从而得到心理的满足。

在日常生活中，父母要培养孩子开朗、自信、合作的性格，与孩子建立互相平等、互相尊重、信任的关系。父母不以家长的权威强迫、压制孩子，尊重孩子的意见。当孩子从父母那里体验到父母对他的尊重时，他就懂得了要尊重别人。

即使当孩子发生了攻击性行为的事件时，父母也不能用简单粗鲁的方式处理，这会使孩子萌生愤怒感，非但不能解决问题，而且会造成破罐子破摔的不良后果。这时，父母应耐心地与孩子沟通，倾听孩子诉说，减轻孩子的心理压力，同时要帮助孩子正确地面对事件，妥善处理好与同伴的关系。

孩子身体不舒服，却检查不出来任何问题

孩子身体不舒服，但是去医院却检查不出问题，事实上，孩子不是在装病，虽然孩子的身体没有异常，但是却有疼痛、恶心等症状的出现。其实，孩子是生病了，但是病在"心"里。

晓雷是一个初三的男孩。初三，是初中的关键时刻。可是，晓雷却偏偏在关键时刻掉链子——他不想上学了。他说自己头痛，但是去医院检查却什么也查不出来。看到晓雷难受的样子，父母让他先在家休息一段时间。一周过去了，他的"头痛"还没好，他还是不愿意去学校，而且父母一跟他提上学的事情他就朝父母发火。但是学校已经来了通知，晓雷如果再不去上学就要取消他的学籍了。父母着急万分，可晓雷却还是一副不温不火的样子。为晓雷上学的事情，父母发生过几次争执，每次父母争吵，晓雷就激动万分，像一头发怒的小狮子。无奈之下，父母只好来到心理咨询室求救。

心理咨询室的马老师在和晓雷的父母谈过之后，来到了晓雷家里。

马老师来的时候，晓雷正病恹恹地躺在沙发上看电视。见到有人来，也没有动。在马老师与父母交谈的时候，马老师注意到，晓雷的眼睛总往这边瞟。过了一会儿，马老师请晓雷的父母暂时回避，他要和晓雷单独谈谈。父母离开后，马老师对晓雷

说："我可以和你聊聊吗？要不，我说几句你听听，好吗？"晓雷点了点头。

马老师说："其实，你什么病也没有，你是在学校里遇到了不顺心的事情，你想逃避困难。可是，你明知中考是躲不开的，所以你心里很矛盾，也很烦躁。你对自己不满意，却把火气撒到了别人身上，这是没用的。我们可以帮你，但最终还得靠你自己。至于你愿不愿意'站'起来，那就是你自己的事了。"

马老师的话一针见血，指出了晓雷"头痛"的症结所在，原来，前段时间，班上进行了一次摸底考试，一向学习成绩不错的晓雷，竟然发挥失常，只考了全班第 28 名。这次的考试让晓雷对自己失去了信心，他害怕去学校，但是，他也知道，马上就中考了，这次考试很重要。他心里很矛盾，在这样矛盾的心理下，他"生病"了——"头痛"。

人的心理压力一旦到难以承受的时候，总要给压力找一条出路。出路在哪里？很多人为自己找的出路就是我"病"了，而且"病"得很严重！于是，暂时地逃避困境，获得了心灵暂时的安宁。但这不是装病，而是生活困境难以面对的时候，潜意识里会让心理压力转换成某种躯体症状，从而暂时地应付现实困境。人们生活中的许多病症，都是这样的心理压力的躯体化，这是人在进行心理防卫，以免内心的痛苦和焦虑将人压垮。人的心理防卫机制都是建立在潜意识中的，是不知不觉中使用的。

上例中晓雷躯体化的心理防卫机制有两个。一是"退行作用"。这是在遭受外部压力和内心冲突不能处理时，借退回到幼稚行为以使自己获得安慰的一种心理防卫机制。本来，人长大后应付现实的方式会变得逐渐成熟。可有时在遇到挫折时，也会放弃已经达到的成熟的适应技巧或方式，而恢复使用幼稚的方式去应付困难或满足自己的欲望。

　　二是"转移作用"。这是指人遭受挫折或者无法达到所追求的目标，以及行为表现不符合社会规范时，用有利于自己的理由来为自己辩解，将面临的窘迫处境加以转移，以隐藏自己的真实动机或愿望，从而为自己进行解脱以求内心安宁的一种心理防卫机制。晓雷的内心其实很痛苦，但是却又找不到合适的宣泄途径，于是借父母的争吵来宣泄自己的压力便成了最好的理由。

及时化解孩子心中的苦恼

　　当孩子表现出身体不适的时候，应该首先检查是不是身体上的疾病引起的；如果身体并无异常，则需要考虑是不是由心理问题引起的。

　　心理与身体状态密切相关，特别是在儿童身上，这种倾向尤为明显，有的家长可能会认为"孩子身体并没有什么问题，该不会是在装病吧"，其实孩子真的感觉痛苦，他能清晰地体会到疼痛、恶心等症状。

　　有的孩子一说上学就嚷着肚子疼，可能还会真的呕吐起来，其实这都是心理在作怪，孩子打心眼里抵制上学，不想上学，所以身体也就出现了相应的症状。还有的孩子一遇到考试就会恶心、头痛，但是考试一过就什么都好了。按照儿童心理学的解释，孩子的这种症状叫做体诉，即用身体的不舒服和一些病症的表现来表达心理上的不愉快、不满意、紧张、愤怒等不良情绪，这是孩子们的一大通病。

　　遇到孩子有这样的情况，父母应该仔细询问孩子，近期是否有不顺心的事情，或者是不是学习上遇到了困难等，以便能及时地化解孩子心中的烦恼。如果经过父母的调节，孩子的症状仍然持续，没有减轻，那最好求助于专门的心理咨询机构，与专业人士一起商讨解决的办法。

沉溺在虚拟的网络世界中不能自拔

　　在网络世界里，他们是威风凛凛的将军和皇帝，受人尊敬，可以随心所欲；但是在现实生活中，他们却是学习的败将，老师不喜欢他们，同学讨厌他们，父母更是经常打骂他们。所以，他们喜欢在网络的世界里遨游，在那里寻找属于自己的天地。

　　肖钢是从一年前开始玩网络游戏的，那时刚刚中考结束，可以暂时歇口气。暑假里，没什么压力，他开始试着上网玩游戏。几乎是在接触的同时，他就迷上了。用他自己的话说就是："没想到网络游戏这么好玩！""我简直不能想象不能玩游戏的日子会是什么样的。"

　　肖钢在现实生活中是一个比较腼腆的男孩，学习成绩也只是中等，在学校里属于那种不引人注目的学生。但是，在虚拟的网络游戏世界里，他的表现完全不一样了。他可以成为众人仰慕的大侠，有机会赚到大笔的钞票，成为大富翁。在现实中没能力实现的想法、地位、金钱、爱情等，都可以在网络游戏中得以实现。

　　为此，他也付出了相当大的代价。上高中后，他的学习成绩一落千丈，几乎每次考试都排在倒数的位置。家里人一直以为他的学习成绩差是因为不适应高中的教学方式，他还没有找到适合自己的学习方法，却不知道他偷偷地把大量的时间花在了玩游戏上。关于这一点，他一直掩饰得很好。每天放学后，他从不在外面逗留，总是准时回家。在家除了吃饭，总是在自己的房间里埋头苦干，摆出一副很努力学习的样子。父母看到肖钢这样，感到很欣慰，但是他们忽略了肖钢房间里那台可以上网的电脑。

有一天，肖钢忽然觉醒了，他不想再这样下去了。

他开始尝试自我控制，不再沉溺于网络游戏，但是游戏的诱惑实在是太大了，只一天没玩，他就受不了了，他知道只凭着自己的力量，是无法彻底地与网络游戏说再见的，于是，他来到了心理咨询中心寻求帮助。

爱玩是孩子的天性，父母无权剥夺。但孩子玩网络游戏，父母们则不得不加以警惕。因为，大多数孩子一旦沾上网络游戏，就无法自拔，日思夜想的全是那些父母们看来不可思议的游戏，有的孩子甚至会像"吸毒"一样，将精神依托在网络游戏上。这样，孩子的大量学习和锻炼身体的时间都被网络占去了，从而给孩子的学习和成长造成极大的危害。

许多孩子迷恋网络游戏，除了网络游戏本身所具有的"魅力"之外，还有一个重要的原因就是：他们在现实生活中找不到一个可以获得安全感的"安全岛"。

美国临床心理学大师罗杰斯认为，对于一个幼儿来讲，父母的无条件积极关注是至关重要的成长因素。父母无条件地爱他，不向他提任何要求，也不谴责他，他们只是因为他是自己的孩子而爱他、呵护他，无论他有什么缺点。得到无条件的积极关注，就会在幼儿心中形成一个"安全岛"，爸爸妈妈的爱就是安全岛的基石。他非常自信地去探索世界，去建立关系，并不特别惧怕受到伤害。因为他深信，如果他受了伤，如果别人拒绝他，他还可以回到这个安全岛上来，爸爸妈妈还是会爱他、支持他。

随着年龄的增长，这种安全感会逐渐沉淀为一种潜意识。有了这种潜意识的成人会信任值得信任的人，一如儿童时期信任爸爸妈妈那样。他们很少猜疑别人的心思，如果有明确的理由告诉他，一个人不值得信任，不值得爱，他们会坚决地离开这个人，而少做蠢事。他们也会受伤，但他们的伤口总是会比较快地痊愈。

但是，有的孩子在成长的过程中，他们的安全岛逐渐瓦解，他们被父母、学校"遗弃"了，他们的安全岛四分五裂。于是，他们去网络上构建新的、虚幻的安全岛，因为在网络上，有人无条件地支持他，听他倾诉，对他无任何要求。

帮孩子找到自己的优越感

网络游戏成瘾就像烟酒或药物成瘾一样，那种生理和心理上的依赖感是强烈的，难以抗拒的。对于缺乏自制力的青少年来说，抗拒诱惑更是艰难。这也就是为什么很多青少年一旦迷上网络游戏就很难放弃的主要原因。

想让孩子不再沉迷于网络游戏，有三个方面要考虑。

第一，要帮孩子发展多方面的兴趣，用其他的嗜好替代网络游戏。比如阅读、音乐、运动、艺术等，通过其他的一些兴趣爱好，来代替网络游戏，这样他就没有多余的时间去想网络游戏，渐渐地对网络游戏的依赖就会减轻。

第二，要增加孩子其他某方面的优越感。作为父母，要帮孩子找到他自身的优越感。有的孩子在生活中一塌糊涂，学习不好，人际交往也有障碍，谁都瞧不起他，但是在游戏里他很棒，他只能在游戏中找到优越感，因此他才迷恋上了游戏。优越感是孩子成长必需的，孩子需要得到别人的肯定，让他觉得自己很棒。因此，父母要肯定孩子，帮他构建自己很棒的感觉。比如，在生活中，父母可以找到孩子的优点，挖掘他的闪光点，让他感觉到自己在某方面还是有优势可言的。一旦孩子产生了优越感，就不会那么强烈地需要游戏补偿了。

第三，制定一定的规则。比如，告诉孩子，玩游戏可以，但是要有时间概念，周末的时候可以玩两个小时，爸爸不仅允许你玩，而且还帮你玩，跟你一块儿玩，给你买好的游戏资料，但是过了这个时间，就不能再玩，也不能开电脑，不能上网。如果孩子超过了规定的时间，那么就要制定一个惩罚措施，如超过一小时则将下次玩的时间缩减一小时，超过两小时则下次不能再玩，超过三小时那么连续两周不能碰电脑等。

在强制执行时，如何才能避免孩子在心里排斥父母呢？在制定玩游戏的规则时，应该和孩子一起商量，不能不听孩子的想法就强迫他遵守。比如说，孩子需要多长时间，能不能遵守，如果遵守这些时间怎么安排，是每天的什么时候等。将这些都跟孩子商量好之后，可以和孩子达成协定，并且告诉孩子"这是我们共同达成的协定，你要按照协定去执行"。实际上，这也是锻炼孩子自我管理的一个方法。

女儿对父亲深情专注

　　作为父母，听到女儿说想要嫁给爸爸，一定会一笑了之，认为只不过是小孩子不懂事，说说而已，也无须在意。果真是如此吗？

　　小薇在老师眼里是个懂事、听话的孩子，她学习成绩好，还多次被评为三好学生。可是，小薇的妈妈却满腹烦恼，因为小薇在家里经常会做出一些叫人无法理解的行为。

　　小薇从小就和爸爸感情特别好，爸爸也很宠她，一有空闲就带着她玩。很小的时候，有一次爸爸给她穿衣服，小薇很认真地对爸爸说，"爸爸，长大了我要嫁给你。"爸爸妈妈听了也没放在心上。每次小薇犯了错误，总是在爸爸面前撒娇，以逃避惩罚。小薇的妈妈认为，父母两个人中必须有一个人唱"黑脸"，否则会惯坏孩子，因此，她对小薇的要求就比较严格，经常扮演严厉的角色。渐渐地，妈妈发现，小薇和她越来越疏远了，有什么悄悄话也不和自己说，而是告诉爸爸，晚上也要和爸爸睡在一起。

　　开始的时候，妈妈也没有在意，认为小薇是孩子气，长大了就懂事了。但是小薇现在已经上初一了，不但没有变得懂事，有些行为反而让人不能理解了。

　　一次，家里来了朋友，小薇对朋友的小孩不够礼貌。客人走后，妈妈批评她几句，她竟脱口而出："你有什么了不起，除了眼睛比我大，还有哪儿比我强？"每当父母发生争执时，小薇总是帮爸爸一起攻击妈妈，特别是当爸爸斥责妈妈时，她就幸灾乐祸，扮鬼脸。

有一次小薇的爸爸要出差，小薇知道了，坚决不让爸爸出门，无奈之下，爸爸趁她上学的时候才走。放学回家之后，小薇发现爸爸走了，又哭又闹，硬说是妈妈"捣鬼"，甚至说，要是没有妈妈，爸爸会对她更好的。爸爸走后，无论妈妈怎样关心她，她都冷冰冰的，不理不睬。而给爸爸打电话时，她又像是变了一个人，神采飞扬，说出的话更是让人吃惊，说她多么多么想念爸爸，爸爸不在家，她觉得没意思，等等。

妈妈对小薇的种种行为深感困惑，这孩子是怎么了？是幼稚、没长大，还是出了其他问题？长期这样下去，小薇和自己的关系岂不是会越来越僵？

小薇有明显的亲近父亲、反对母亲的情绪和行为，这些都是"恋父情结"的典型表现。所谓"恋父情结"，在朱智贤主编的《心理学大辞典》中这样解释："恋父情结"是女儿亲父反母的复合情结。弗洛伊德把小女孩对父亲的深情专注，把母亲置诸一边，甚至想取代她的愿望，即"爱父嫌母"的潜在愿望，称为恋父情结。

恋父情结是由弗洛伊德首先提出来的，弗洛伊德认为，"恋父情结"是一种性心理障碍，也称作性心理倒错。一般源于女孩在3~6岁的时候没有得到正确的关爱和适当的教育。这一时期的孩子开始注意性别差异，对性产生好奇心。这一时期，男孩恋爱母亲，嫉妒父亲；女孩亲近父亲，嫉妒母亲。弗洛伊德认为，这是一种本能的异性爱的倾向，一般由母亲偏爱儿子和父亲偏爱女儿促成。这种幼年的性欲由于受到压抑，在男孩心理上就成了恋母情结（或称俄狄浦斯情结），在女孩心理上就成了恋父情结（或称爱勒克屈拉情结）。如果这两种情结问题获得正确的解决，儿童认同父母的价值观念，导致超我的逐渐形成和发展，就会形成与年龄、性别相适应的许多人格特征。

恋父情结的发生，只要留心，在很早的时候就可以发现端倪。比如有的孩子将父亲常用的东西（如雨伞、打火机等）带到幼儿园，吃饭、睡觉、玩游戏都带着，老师一旦在她午休的时候将其拿走，她就会大哭，甚至用头撞地，有的孩子甚至会昏死过去。对于其他人的同类物品，她并不接受。这个时候，无论是家长还是老师，都应该正视这个问题。如若不然，待孩子长大之后，恋父情结有可能变得更加强烈，难以控制。

让女儿回归妈妈

小薇的恋父情结，追其根源，是幼儿时期父爱的过溢和母爱的不足。年幼的小薇，由于妈妈工作的缘故，和妈妈接触较少，在最需要母爱滋润时，脑海中印刻的是爸爸的抚爱，再加上成长过程中，爸爸的娇宠和妈妈的严厉形成了鲜明的对比，所以不但在情感上与妈妈逐渐疏远，甚至认为是妈妈分享了爸爸本该全部给予她的关爱，渐渐地对妈妈产生了一些怨恨。恋父情结可能会对小薇日后的生活造成很大的影响，因此，父母首先要在思想上引起重视，采取措施改变这种状况。

首先，小薇的爸爸应该坚定而巧妙地疏远女儿。之所以强调态度坚定，是为了防止反复，使她对爸爸产生更深的依恋，到那时再来矫治，只会是事倍功半。这时候，父亲采取的方法可以巧妙一些，以避免给孩子造成更大的伤害。比如借口出差或者工作忙，减少在家的闲暇时间；并且，爸爸可以在适当的时机就事论事地批评孩子，让她对"严父"的教育有所体验等。

与此同时，妈妈要"乘虚而入"，多亲近、关爱女儿，以弥补女儿对父亲的依恋，慢慢地在小薇与父亲有所疏远的情感中取而代之。这样，逐渐将原来"严母慈父"的教养方式变为"严父慈母"。

当然，我们强调父母对孩子的教养角色的转变，是因人因事而异的。事实上，孩子健康心理的形成，是父亲和母亲共同培养的。专家认为：母爱能使孩子学会爱和关心，是儿童情感发展的基础，而父亲则有利于孩子在态度和价值观方面的发展。从一定意义上来说，一个人如果经历这两种类型的爱，他就会把人类经验的这些方面吸收到自己的个性中去。

儿子黏妈妈，当心培养出一个"娘娘腔"

德国家庭治疗师伯特·海灵格说过："男孩在胎儿期和童年早期，主要是受母亲的影响。如果他不能突破这种影响，母亲的影响就会充斥着他的心身……他必须放弃那最原始、最亲密的对母亲的依附关系，去接受父亲的影响。"

晚春的一天，风和日丽，气候宜人，到处都弥漫着花香。"玫瑰心灵"心理咨询室里，坐着一位烦恼的母亲。她是为了儿子来做心理咨询的。

这位母亲告诉心理咨询师："我儿子今年已经上初三了，但还是跟我的关系亲密异常，十分依恋我。以前自己也没觉得有什么，可是最近听了一些关于心理学方面的广播节目后，心里开始恐慌，因为儿子对自己总是什么事情都说，晚上散步的时候也一定要跟我一起去，有的时候甚至班上哪个女孩子给他写了信，对他有好感，甚至对某个女孩子的评价，全部都会告诉我。我现在很担心，我儿子他是不是有俄狄浦斯情结，他现在这么大了对母亲还是这么依恋是不是不正常？我不知道自己究竟能够做些什么，我爱人有时候也很生气，说儿子总是长不大。医生，你告诉我，我们究竟该怎么做，才能让他长大起来呢？"

俄狄浦斯情结是指孩子在五岁左右时为了对抗与母亲的分离焦虑而激发的依恋母亲的情结。

从某种意义上来说，恋母是儿童心理发展的必然阶段，如果孩子在五岁前和母亲形成稳定安全的关系，恋母期伴随的以自我为中心的感知方式会慢慢地因为心身成长，被对外部世界的兴趣取代，开始社会化过程，恋母的心理趋向也慢慢地潜抑，并在成长中转化为爱的动力，形成与人达成深层亲密的能力。如果妈妈忙着工作，忽略了孩子，或个性比较冷，不怎么喜欢孩子，不能给孩子及时的照料，甚至虐待孩子，孩子就不容易与母亲形成稳定安全的关系，恋母阶段的心理成长也就无法完成。孩子会因此在潜意识中去寻求补偿，甚至过度补偿。比如总是渴望母爱，不愿意离开母亲，害怕不被母亲接纳，对母亲的话过度认同等。

也有的孩子用控制母亲的方式来表达恋母情结。为了让母亲变成自己需要的样子，做一些非理性的行为，用各种办法纠缠母亲。母亲不能满足他的要求时，他就会仇视母亲。也会有这样的情况，母亲过度依恋孩子，强化和鼓励孩子与母亲保持密不可分的关系，无意识地控制、压抑、挫败孩子自立的能力，不让孩子离开自己。这样的孩子成年以后，甚至结婚生子后还需要妈妈参与到自己的生活中。这种情况的恋母不是纯粹心理上的恋母，而是混杂着对母亲的依赖和服从，内心可能有冲突和痛苦。

恋母情结是最基本的人际关系，也是最早发生的人际关系，长大以后的各种人际关系都不同程度地受恋母情结的影响。可以说，后来的各种人际关系都是恋母情结的变形。

儿子黏妈妈，当心成为"娘娘腔"

有恋母情结的男孩，很可能是一个没有主见，缺乏进取精神的孩子，因为这种孩子非常害怕失去母亲的爱，所以一直是窥测着母亲的脸色，抑制自己的主张，为讨好母亲而生活着，由于过于依附母亲，其思维方式和言谈举止都容易女性化。带着这种生活态度进入社会，也是一个懦弱的人，没有别人的指令，就不能行动，缺乏自主意识，精神容易慢性萎缩。

　　有研究指出，恋母情结还是导致同性恋的重要因素之一。在抚养孩子的过程中，由于母亲投入了过多精力，使一些男孩子对母亲的依恋在社会教化的过程中认同女性，甚至以女性自居。孩子的性别认同出现了问题，在以后的生活中很可能会发展成为同性恋。

让男孩进入男人的世界

　　在 3 岁到 6 岁期间，孩子必然会在感情上更加依恋父母中的一方。这时只能有四种可能：恋父、恋母、全恋或者都不恋。

　　父母习惯上把这看做亲情问题，如果孩子不依恋自己，许多父母会以为是因为自己做得还不够，于是加倍弥补。有些父母觉得无所谓，尤其那些感情较好的夫妻，常常觉得孩子亲谁都一样。其实，这是孩子在进行性别角色方面的认同。因此，在这一时期，男孩子就需要格外亲近具有男性心理特征的父亲，把父亲当做本性（全体男子）的典型代表，从他那里学习男性特有的性格气质和举止神态，将来才能成为一个被社会所承认的男人。同样，女孩也需要亲近母亲，以便学会如何做女人。3 岁到 6 岁的孩子不会去崇拜梁朝伟或林志玲，他们唯有学习父亲或母亲，将来才不会变成"娘娘腔"或"假小子"。

　　理想的状况应该是，男孩跟父亲认同，女孩跟母亲认同。如果颠倒过来，就容易形成孩子的"性身份障碍"，有可能发展为排斥甚至仇视异性，严重的可能是形成同性恋的潜在内因。

父母总以为爸爸更亲女儿、妈妈更亲儿子是天经地义，却忘了自己格外亲子女的时候，还应该加倍地鼓励和引导男孩去崇敬父亲、女孩去理解母亲。

许多父母都做到了不给男孩穿花衣服，不让女孩爬墙上树。但更为重要的是，应该鼓励孩子主动地多跟同性孩子一起玩，把交流和示范融汇在共同玩乐之中。这是孩子"游戏期"性别角色培养的根本"秘诀"。父子共同"骑马打仗"、捉蚂蚁，母女一块儿打扮布娃娃、"跳房子"，这才是有益的天伦之乐。父母过于自我封闭，或者只会给孩子买好东西，只注重开发智力，是无法促进孩子的性别认同的。异性成员组成的单亲家庭或者夫妻不和的家庭，对子女成长极为不利，其中的重要原因就是这样的家庭无法较好地培养孩子的性别角色。

别任由孩子盲目追星

青春期的孩子都会有自己崇拜的偶像，通过追星，一个好的偶像可以通过榜样的力量，使孩子更加自信，成为对社会有用的人。

在偶像崇拜方面，最主要的就是看家长给孩子树立了什么样的价值观和人生目标，家长要正确地引导孩子，让孩子不要盲目追星。

如果孩子适度地对偶像崇拜，可以增加他们对生活的信心和热情；但是过度崇拜偶像，造成宝贵的岁月虚掷在幻境中，对成长就是种阻碍。所以，为了让孩子健康成长，家长应以平常心待之，给予正面的引导，帮助孩子从积极面去思考，快乐地成长。

（1）正确看待孩子"追星"问题。孩子对名人的崇拜，是孩子成长中的一个必然现象，如果家长强制要求孩子拒绝偶像，会起到负面影响。所以父母对此不应横加干涉，孩子紧张学习之余，听听流行歌曲，看看自己喜欢的球星的球赛，让生活丰富多彩一些，有利于健康成长。

（2）可以陪孩子一起去"追星"。为了孩子能正确地崇拜偶像，父母发现孩子追星时，不妨自己也同孩子一起追星。只有了解了孩子追的"星"，父母才可以和孩子谈"星"。父母对"星"发表的客观评论，对孩子的人生观与价值观的形成将起到潜移默化的影响。

（3）一定要避免孩子在崇拜偶像方面出现不健康的现象。这个时期的孩子正处于成长阶段，心理不成熟，社会阅历浅，很容易冲动，很可能做出一些不冷静的事来。孩子"追星"如果追到了这种如醉如痴、神魂颠倒的地步，肯定会影响学业，影响身心健康发展。这就需要父母引起重视，并加以正确引导。父母可以跟孩子讲明这些道理，说明听歌和看影视节目只是生活的一小部分，更多的时间应该用于学习和工作，以实现自己的远大抱负。

（4）加强对孩子内心世界的了解。父母应经常和孩子沟通，走进孩子的内心世界，了解孩子的兴趣和需求，帮助孩子正确认识自己，培养孩子健全的自我概念，增进他们自我选择与自律的能力。这样孩子才不至于因丧失自信心而盲目崇拜，失去自我意识。

（5）帮助孩子开阔眼界，增加偶像的多元性。父母应该多花时间陪孩子，让他们多亲近历史，亲近英雄，让更多的科学之"星"、文化之"星"、英雄之"星"、劳动之"星"在孩子心里闪耀。这样即使孩子仍然去崇拜明星，也不会危害到他们的健康成长。

（6）引导孩子把对偶像的崇拜转化为对自我激励。偶像崇拜其实就是一种孩子对榜样的认同和学习。这个时期的孩子经常会把崇拜的偶像当做他们人生发展的楷模以及心灵的寄托。父母为孩子所引导的榜样应该是富有责任感和奉献精神、创造有价值文化的楷模，而不仅仅是只注重外表和收入。家长还可以为孩子的特长搭建实践的舞台，让孩子体会到成功的快乐，把孩子的追星转化为对成功的自我激励。

　　孩子容易因过于理想化地崇拜偶像，而忘记自己的存在，一味地逃避现实。父母应尽快帮助孩子认识到自身的责任，以健康的心态寻求合适的认同对象，才有助于他们的成长与发展。

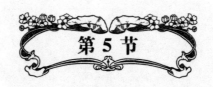

第 5 节

做孩子的心理医生，帮他摆脱心理障碍

融化冷漠，强化孩子的"热心"行为

幼教专家到一所幼儿园进行心理测试，有这样一个题目："一个小妹妹发烧了，她冷得直哆嗦，你愿意借给她外套穿吗?"结果孩子们半天都不回答。当老师点名时，第一个孩子说："病了要传染的，她穿了我的衣服，那我也该生病了，我妈妈还得花钱。"第二个孩子则说："我妈妈不让，我妈妈会打我的。"第三个孩子说："给我弄脏了怎么办？"第四个孩子说："怕弄丢了。"结果半数以上的孩子都找出种种理由，表示不愿意借衣服给生病的小妹妹。

听到孩子们让人心寒的回答，一位幼儿园老师实在不甘心这样的结果，她叫来自己 4 岁的儿子问道："一个小朋友没吃早点，饿得直哭，你正在吃早点，你该怎么做呢？"见儿子不回答，她又引导："你给他吃吗？""不给！"儿子回答得十分干脆。妈妈又说："可是，那个小朋友都饿哭了呀！"儿子竟答："他活该！"

小孩子何以如此冷漠？冷漠，实质上是一种情感的萎缩，冷漠的背后是爱与被爱的缺乏。冷漠的孩子不可能保持积极愉快的情绪，与积极的情感背道而驰；冷漠的孩子缺乏同情心，不能深入到学校的集体生活中去，不能和老师、同学、同伴心灵相通，内心深处充满孤寂、凄凉和空虚。久而久之，便成为情感发展的障碍，长期发展下去就有可能转化为他的性格特征，危害其身心的健康发展。

融化孩子的冷漠

改变冷漠就要让孩子从身边的小事开始，比如，每天多问候一声爸爸妈妈，多给朋友一个微笑，多为集体做一件好事，多看一眼今天明媚的阳光等。这样做，可使孩子得到爱与热情所带来的充实和快乐。

关注孩子健康成长的爸爸妈妈们，应该十分警惕孩子冷漠心态的滋生与发展。那么怎样来融化孩子的冷漠心呢？

（1）带领孩子到生活中去感受"热心"的暖流。书画家为拯救灾民的义卖书画活动；社会各界为"希望工程"的捐助活动；为美化校园，每人献上一盆花的活动……老师、爸爸、妈妈应创造条件、提供机会，让孩子去感受这些活动。

（2）强化孩子的"热心"行为。当孩子扶起倒在地上的自行车，当孩子给上坡的三轮车助上一把力，当孩子把自己的新书送给贫困地区的友伴，当孩子为正在口渴的奶奶送上一杯茶……当孩子出现这些"热心"行为的时候，爸爸妈妈应及时地给予表扬、鼓励。这样，在强化孩子热心行为的同时，就抑制了冷漠心态的生长。

（3）训练孩子的"同理心"。所谓同理心，是指能站在他人的立场上，从他人的角度去思考问题，去体验情感。亦即能设身处地想他人之所想，急他人之所急，乐他人之所乐。例如，可以开展"假如我是……"的角色换位活动，使孩子理解、体验假想角色的内心感受，改变原来的冷漠态度。一位下岗职工的孩子正是通过"假如我是下岗的妈妈"的角色换位活动，体验到妈妈的烦恼，认识到妈妈的不容易，从此改变了原来的做法，与妈妈的心贴得更近了。

"我就是那只'丑小鸭'"

　　自卑是一种性格缺陷，会对孩子的心理健康产生很多负面影响，更会对一个人身心的正常成长起消极作用。心理学家指出，一个人的自卑不是与生俱来的，大多是在后天的成长过程中养成的。在现实生活中，父母如果不能正确地对孩子进行教育和引导，就容易使孩子产生自卑心理。

　　小雯上五年级了，透过那一双炯炯有神的大眼睛就能看出她有多聪明，其实，小雯的成绩一直都不错，一般都在班级前十名。但是平时她总是不声不响的，身边也没有什么朋友，而且很少看到她的笑脸。

　　一次小测试，小雯没有考好，本来心里就已经很难受了，但是回到家后，她给妈妈看过试卷后，妈妈一脸铁青地叫骂着："你丢不丢脸啊！考80多分也敢回来见我，你看人家小毛都考98分，怎么比啊！叫你用功不用功，我看你以后做什么！"事后，小雯宛若一个泄了气的皮球，眼泪汪汪地走进了自己的房间。这样的情形，在小雯家里经常发生。

　　之后的一个星期，小雯都闷闷不乐的。好不容易盼到了周末，小雯好开心。上周姑姑给了妈妈两张游乐园的票，妈妈答应小雯周末陪她一起去玩。一早，小雯就起来了，但是妈妈却告诉小雯，她今天有事，去不了了，下周再带她去，说完妈妈就出去了。小雯很失望，只好在家看书写作业。

中午吃完饭，小毛来了，虽然小毛和小雯在一个班，而且两家又是邻居，但小雯却不怎么喜欢和小毛一起玩。和小毛玩了一会儿，小雯就去睡午觉了。下午醒来的时候，家里就她一个人了。小雯想下楼到处走走，邻居看见了，问小雯："小雯，你怎么没和爸爸一起去游乐园啊？我看见他带着小毛一起去了。"小雯这才知道，原来爸爸带小毛去游乐园了，怪不得家里没人。邻居开玩笑地对小雯说："小雯，你爸爸、妈妈不喜欢你了，要不怎么不带你去游乐园而带小毛去呢？"小雯听了很伤心，回想起平时，父母从来不对自己的进步给予表扬，而只要一看到小毛稍有进步，就不停地表扬小毛怎么怎么好。

"难道我的进步他们从来没有看到吗？难道爸爸妈妈真的不喜欢我吗？"小雯哭着跑上了楼。

毋庸置疑，小雯幼小的心灵，已经被爸爸妈妈深深地刺伤，在她心中，想必也已经产生了一个牢不可破的想法："我不行，我不如小毛聪明。爸爸妈妈不喜欢我。"她已陷入了深深的自卑之中。

自卑是一种性格缺陷，自卑对孩子的心理健康会产生很多负面影响，更会对一个人身心的正常成长起消极作用。

有的父母喜欢拿自己的孩子与别的孩子进行比较，一旦发现自己的孩子有不如人的地方，就经常训斥责骂、讽刺挖苦自己的孩子，久而久之，家长的这些言行就会带给孩子一个消极的信息——"我不行"，从而形成了自卑心理。

有的父母对孩子期望过高，凡事要求孩子做到最好，一旦孩子做不好，就会受到家长过多的指责。有时候即使孩子做得很好，取得了很好的成绩，但是父母也不会对孩子取得的成绩给予一定的表扬和奖励，长期生活在这样的家庭环境中，孩子逐渐就会对自己的能力产生怀疑，逐渐失去自信。

此外，有的家长态度专横，经常打骂孩子，这种家庭的棍棒教育不仅不能使孩子受到正面教育，而且会使孩子直觉上以为自己力量弱小，久而久之就会形成自卑心理。

告诉孩子"你真棒"

天下的孩子相貌不同，个性不同，但有一点是相同的——渴望听到喝彩！

美国有一个家庭，母亲是俄罗斯人，她不懂英语，根本看不懂儿子写的作业，可是每次儿子把作业拿回来让她看，她都说："棒极了！"然后小心翼翼地把儿子的作业挂在客厅的墙壁上。客人来了，她总要很自豪地跟人炫耀："瞧，我儿子写得多棒！"其实儿子写得并不是很好，可客人见主人这么说，便连连点头附和："不错，不错，真是不错！"

儿子受到鼓励，心想："我明天还要比今天写得更好！"于是，他的作业一天比一天写得好，学习成绩一天比一天提高，后来终于成为一名优秀学生，成长为一个杰出人物。

事实上，孩子的自信是你呵护出来的。你期望他变成什么样子，他就真的会变成什么样子——你说他行，他就行；你说他不行，他就不行。你为他喝彩，他会给你一个又一个惊喜，你说他不如别人，他会用行动证明他真的很笨——孩子在朝着你所期望的那个方向发展。这就是心理学上著名的"期望效应"。期望是人类一种普遍的心理现象，在教育孩子的过程中，"期望效应"

常常可以发挥强大而神奇的作用。要想使一个人发展更好，就应该给他传递积极的期望。积极的期望促使人们向好的方向发展，消极的期望则使人向坏的方向发展。

有人曾对犯罪少年做了专门的研究，研究发现，许多孩子成为少年犯的原因之一，就在于不良期望的影响。许多孩子因为在小时候偶尔犯过的错误而被贴上了"不良少年"的标签，这种消极的期望引导着孩子们，使他们也越来越相信自己就是"不良少年"，最终走向犯罪的深渊。由此可见，在孩子的教育中，积极的心理期待对孩子的自我肯定和未来的成长是多么的重要。

事实上，每个孩子都可能成为天才，但这种可能的实现，取决于父母和老师能不能像对待天才那样去爱护、期望、珍惜这些孩子。孩子的成长方向取决于父母和老师的期望，简单地说，你期望孩子成为一个什么样的人，孩子就可能成为一个什么样的人。

亲爱的父母，请大胆为你的孩子喝彩吧！请相信，你的孩子会创造出奇迹！

低忍耐高焦虑，一分钟都等不了

不会克制是好多孩子的通病，自己想要的东西或者想做的事情，他们希望马上就能得到或者去做。这时候，父母要让孩子学会"等待"，因为，孩子的耐心不是与生俱来的，在他们成长的过程中，我们应该有意识地培养孩子的耐心，这需要爸爸妈妈付出更多的努力。

"我现在就要吃蛋羹！"

潇潇对妈妈蒸的鸡蛋羹总是百吃不厌。

一天，妈妈正在厨房里蒸鸡蛋羹，潇潇闻到香味跑了进来。

"妈妈，我要吃蛋羹。"

"蛋羹还没蒸好呢，再等几分钟吧。"

"我现在就要吃。"5 岁的潇潇开始撒娇。

"蛋羹没有蒸好怎么能吃呢？你先去吃块面包吧。"妈妈说。

"不，不。我就要吃蛋羹。"潇潇甚至开始揉眼睛，企图让妈妈答应她的要求。

妈妈突然想起，自己曾经在一本教育杂志上看到过一篇有关"延迟满足"的报道，现在不正是训练女儿"延迟满足"能力的最好时机吗？她把潇潇带出了厨房，不再理她了。

过了 5 分钟，潇潇又跑进厨房，焦急地对妈妈说："妈妈，我要吃蛋羹。"

蛋羹的确已经蒸好了，但为了锻炼女儿的耐心，妈妈并没有立即给她，而是让她再等一会儿。她告诉潇潇："再等一等，蛋羹虽然蒸好了，但现在还很烫。"

"我不怕烫，我现在就要吃。"潇潇哭闹起来。

潇潇的哭声招来了奶奶，"我的小宝贝，怎么了？"

"妈妈不让我吃蛋羹。"潇潇哭着向奶奶"告状"。

"谁不让她吃了呀，只是现在还很烫。"妈妈无奈地跟奶奶讲。

"要是烫给她吹一下不就可以了。"

在奶奶的"干涉"下，妈妈只好把蛋羹放在餐桌上。

潇潇的"阴谋"又一次得逞了，妈妈无奈地摇了摇头。

延迟满足是发展心理学提及的一个定义，是指为了长远的、更大的利益而自愿延缓目前的、较小的满足。例如，树上还未长熟的李子，你可以吃，但又苦又涩。如果你能耐心地多等待一段时间，你就能吃到更好吃的、又甜又脆的李子了。

美国心理学家瓦特·米切尔曾做过一个实验，给幼儿园的孩子每人一颗非常好吃的软糖，同时告诉孩子们可以吃糖，如果马上吃，只能吃一颗；如果等 20 分钟，则能吃两颗。有些孩子急不可待，马上把糖吃掉了。另一些孩子却能等待对他们来说是漫长的 20 分钟，为了使自己耐住性子，他们闭上眼睛不看糖，或头枕双臂、自言自语、唱歌，有的甚至睡着了，他们终于吃到了两颗糖。

这个实验一直持续到他们成年，米切尔发现，那些能抵制诱惑的孩子，成年后更易成功。只有克制冲动才能达成某项目标，延迟满足更有利于孩子的成长。

延迟满足是一种好习惯

　　延迟满足在孩子的性格形成和成长过程中非常重要。现在的孩子大多低忍耐高焦虑。培养耐性，必须从儿时抓起，让孩子从小就习惯延迟满足。现代家庭大多只有一个孩子，父母对孩子几乎是有求必应，无论是吃的喝的，还是玩的看的，孩子只要一嚷嚷，父母则奉命立即设法满足。这种宠爱孩子的做法其实充满危险。对孩子的一些要求，倘若不是基本的要求，家长都应设法让孩子通过自身的努力而获得满足。父母要善于利用甚至制造一些让孩子学会等待的机会，让孩子养成有始有终、坚持不懈地把每件事做好的习惯，这将是送给孩子终生受益的一份厚礼。

　　许多父母不能理性地看待孩子的过分要求，常常在有意无意中纵容和培养了孩子的这种心态和习惯。为了满足孩子马上喝水的要求，父母把热水从保温壶倒进大杯，又从大杯倒进小杯，最后不断地用嘴吹，试图让水尽快凉下来。

　　为了立刻满足孩子的喝水要求，父母动用了五六个容器，无暇顾及其他事情，孩子还在旁边急得直跺脚，大人则在忙乱中不断地安抚着："就好了就好了，快了快了。"如果父母被动满足孩子的每一个要求，那么父母就会成为孩子的奴隶，即使忙得四脚朝天也不会让孩子得到一半的满足。

　　自制力等良好的意志品质是成功者的重要心理素质。父母在孩子的早期教育中，应将孩子自控力的培养置于重要地位。童年的教育是培养节制品质的开始，"延迟满足"练习是培养孩子节制品质、提高孩子的自控力的重要方法。

　　在孩子的成长中，孩子的生活并不会随时都会有父母的呵护，最重要的是，我们应该设法让孩子懂得：世界不是以他为中心的，因此，必须学会等待，学会控制自己的情绪和行为。

别对孩子有求必应

不会克制是好多孩子的通病。看到喜欢的玩具就抓住不放，想要吃麦当劳就非去不可，否则就哭闹不休，大发脾气。你的孩子是否也经常如此？孩子一哭闹，家长心里就发慌，就想着赶快满足孩子的小小要求。

长此以往，孩子就会养成习惯，不懂谦让，没有耐心，干什么事情都要让家长帮忙。而且学习起来大多坐不住，容易沉迷于刺激性的电脑游戏而不能自拔，脾气也大都暴躁，稍一批评就张口顶撞，甚至离家出走。

面对父母的有求必应、百依百顺，孩子头脑中会逐渐形成这样一种思维定式：我要什么马上就能有什么。孩子会变得越来越任性，越来越贪心。可一旦离开家庭走入社会，那种任性、暴躁、急功近利的性格特点肯定会令他们饱受挫折和打击。而事事不顺心的他们，往往不会从自身找原因，反而觉得别人有意跟他们过不去，总是与周围人处于一种对峙状态，长此以往，很可能患上忧郁、偏执、狂躁等各种心理疾病。

让孩子学会等待

要训练孩子的耐心和耐力，父母首先必须要有耐心，能够沉住气。

妈妈正在埋头工作，小维尼走过来央求："妈妈，陪我去公园玩。"

妈妈头也没抬地对小维尼说："妈妈的工作正做到一半，等妈妈把文章整理完就陪你去。"

过了一会儿，维尼又来催促妈妈："妈妈，还要等多久？我现在就要出去。"

"维尼，妈妈急着赶工作，你先玩一会儿玩具，还得等妈妈一会。"

听到这些，维尼闷闷不乐地回到自己的房间里看故事书去了。

妈妈做完工作之后去叫维尼："我完成工作了，走吧，妈妈带你出去玩。"

"不，等一等，这个故事我正看了一半。"维尼捧着一本书，模仿着妈妈的口气说道。

妈妈没有生气，她并不因为孩子的故意模仿而恼怒，她认为这是教育孩子懂得"延迟满足"的最好机会，也是对孩子的尊重。因此，妈妈很有耐心地坐在客厅的沙发上等女儿。最后，等到小维尼读完那个故事，母女俩才一起出门。

在现实生活中，孩子往往欲求过分：刚刚吃过一个冰激凌却还想再吃一个；刚买过一个书包，还想再买一个；或者不管是什么要求，一想到就要求父母必须马上满足，否则就会苦恼不已。

这时候，父母要让孩子学会"等待"，对孩子的一些日常玩乐、享受的需求给予延迟满足。最好让孩子做出适度努力后，再满足他的要求。如果孩子想得到新衣服，就要学着自己洗衣服、刷鞋子、整理床铺。还可以采用积分制，每做一件值得鼓励的事，就加几分，累积到一定分数，就可以让孩子获得想要的某种奖励。

孩子产生"欲求过分"的问题，表面上看原因似乎在孩子身上，实际上根源还在家长身上，是家长的"有求必应"行为滋长了孩子的这种习惯和心态。因此，家长们应从现在开始，让孩子学会等待。

依赖，成长道路上扔不掉的拐杖

孩子过分依赖父母，让很多父母头痛不已。事实上，大多数孩子的依赖，都是由家长的"越位"造成的，家长做了很多本该由孩子自己做的事情，致使孩子习惯于依赖别人而不习惯于自己独立做事，久而久之，便丧失了想事和做事的能力。

轩轩是个个性活泼、聪明好动的孩子，所以同学们都愿意和他一起玩。但是，轩轩有一点不好，就是如果不小心被其他孩子撞倒了，经常会当众伤心地哭鼻子。要知道，轩轩都已经上四年级了。后来，班上几个调皮的孩子发现了轩轩经常哭鼻子的事，觉得很有趣，便有事没事常逗他哭。时间久了，轩轩就不愿意和班上的同学一起玩了。尤其是看到那几个调皮的同学的时候，他会自动地躲开。

有很长一段时间，他经常和一些低年级的孩子一起玩。每天中午一放学，他就去二年级，和几个小同学一起看连环画，还交流他们看的动画片，看上去无忧无虑的。

这天下午，放学了，轩轩胡乱地把书和作业本往书包里一塞，背上书包就准备回家。老师突然叫住了他："轩轩，你的鞋带开了。"

他低下头，嘴角一撇，蹲下来，随便系了一下。

"你系好了吗？"老师问道。

轩轩点了点头，又准备抬脚往外走。

老师很好奇地对他说："你再看看，还没系好呢。你没系过鞋带吗？"

轩轩说："妈妈没教过我。"

"那你每天的书包都是谁帮你收拾的呀？"

"妈妈说我收拾的不好，等我长大了再让我收拾。"

老师不知道说什么好了。

作为父母，要明白：不管孩子现在有多么弱小，但终有一日要成为能够在社会上立足的人。因此，爸爸妈妈们应该付出全部的爱去帮助孩子克服过分依赖他人的心理，让孩子尝试融入这个世界，全力支持孩子去学习他不懂的东西。

父母对孩子的过分保护会使孩子失去做事的自信心，久而久之，孩子会产生强烈的依赖心理，并认为自己不能做什么，觉得自己没有能力。所以明智的父母对自己的孩子不会"事事"关心，虽然这样看上去是冷漠的，甚至有些"残酷"，但这样做对孩子的成长是有好处的。

要知道，日常生活中的意外伤害是随时随地存在的，遇到磕磕碰碰的事情是不可避免的，对孩子来说，不应该总是逃避各种危险，而应该学会去面对、去忍受，因为长大之后的生活环境需要忍受的东西更多，从小培养孩子的自信和自立能力是为了他日后更好地工作、生活。

有许多事情孩子自己完全可以做得很好，因此，爸爸妈妈应该放手，让孩子自己去尝试新鲜事物，让他们自己去做，让孩子们认识到"我能行"，这才是最重要的。

对于过分依赖的孩子，爸爸妈妈们一定要认识到让孩子勇于尝试的重要性，并让孩子在接触新事物的过程中发现世界的乐趣，从而改掉过分依赖的毛病，走向独立。

告诉孩子：自己的事情自己做

孩子的依赖性大多都与父母对他的溺爱有关，父母包办代替的事情越多，孩子的依赖性就越强。相反，如果父母能够常常鼓励孩子自己的事情自己做，孩子的依赖性将会大大地降低。

有个上小学四年级的独生女，习惯于睡懒觉。每天早晨，她妈妈几次催她起床，她总是不情愿地说："我再睡会儿。"如果真迟到了，她就会抱怨父母没把她叫起来，害得她受老师批评。父亲觉得不能再这样下去了，于是他告诉女儿："上学是你自己的事情。从明天早晨开始，该几点起床你上好闹钟。如果闹钟响了你还赖着不起，你就赖吧，肯定没人叫你，一切责任自己负！"女儿不以为然，结果，第二天早晨，闹钟响了，她还在床上赖着，父母都没有管她，那天女儿上学迟到了。父亲知道：孩子跟父母撒娇，在老师、同学那里还是很在意自己形象的，岂敢总迟到？果然，第三天早晨，闹钟一响，女儿腾地跳下床来。从那时起至今，五六年过去了，女儿早晨起床上学再也不用大人叫了。有时候，父母还在睡觉，女儿早已经骑车上学去了。

从这个独生女的变化可以看出，孩子的潜力很大，可以做很多事情，只是父母的溺爱剥夺了他们自立的能力。譬如，孩子的学习也是他们自己的事，靠自己认真听讲、认真思考、认真复习和预习，独立完成学习任务，才能真正掌握学习本领。大人陪读、陪写甚至帮写、帮计算，都是在帮倒忙，是在辛辛苦苦培养懒孩子。当然，若孩子很勤奋却仍搞不明白，帮他分析一下甚至请家庭教师都可以，但必须以孩子独立学习为前提，切忌包办代替。

自己的事情自己做，是孩子克服依赖性，走向独立的第一步！

害羞，羞答答的玫瑰静悄悄地开

见到同一个小区的叔叔阿姨，让孩子打个招呼，孩子却躲到了自己身后……在我们的身边，有很多这样的孩子。其实，不是他们不想，只是害羞的心理在左右着他们，让他们无法逾越这个障碍。

好不容易盼到了周末，恬恬很开心，因为妈妈答应这周带她去游乐园玩。周六早晨，恬恬一改往常周末赖床的坏毛病，早早就起床了。恬恬麻利地洗漱完毕，吃完早饭，就和爸爸妈妈一起出发了。

游乐园里人可真多啊，各个游戏场所前的售票口都排起了长队。爸爸去排队买票了，恬恬和妈妈在一旁等着。正巧，妈妈的同事李阿姨也带儿子小冬来游乐园了，两个大人见面打完招呼后，小冬也热情地问了声"阿姨好"，李阿姨的目光落到了恬恬的身上。

"哟，恬恬都长这么高了，也越来越漂亮了。"李阿姨边说边准备拉恬恬，谁知恬恬却一下子躲到了妈妈的身后。

"来，恬恬，跟阿姨和小朋友打个招呼，问阿姨好。"妈妈边说边往前面拽恬恬。可是恬恬却紧紧地躲在妈妈的身后，说什么都不肯出来。

"这孩子，就是害羞，怕见生人，一见到生人就躲，其实她

平时在家话可多了。"妈妈有点尴尬。

两个人又寒暄了几句，便各自走开了。这时候，恬恬才从妈妈的身后出来。妈妈不明白：孩子都 10 岁了，怎么还这么害羞呢？跟人说句话有什么好怕的呀？

有的孩子像恬恬一样，在面对新环境和陌生人时，常常会表现出腼腆、羞涩、忸怩不安、难为情或担心、犹豫等，这就是人们常说的害羞，害羞是一种很常见的心理反应。

一般来说，孩子在出生后 6～8 个月，便开始进入"认生期"，在这一时期，孩子会对陌生人表现出一定的害怕，随着时间的推移，孩子的认生现象会逐渐消退，但是，如果父母不给予正确的引导和教育，孩子害羞、怕生的心理便会越加严重。造成孩子害羞的原因主要有以下几个方面：

（1）遗传因素。遗传是导致孩子害羞的间接因素。从婴儿期开始，有的孩子就表现得比较敏感，这可能是由于母亲怀胎时的身体和心理压力所导致。如果父母本身性格内向，平时又不善于与人交往，相对的也会造成孩子害羞、怕生的个性。

（2）童年不愉快的经历。有的孩子在童年时期可能会有一些不愉快的经历，如搬迁、父母离婚、家人去世、转学、朋友的伤害等，这些不愉快的经验都会使他们失去较多的社会鼓励，以致变得畏缩、逃避，没有勇气与陌生人相交。

（3）成人的影响。很多孩子害羞，是因为从小受到成人所灌输观念的影响，有些孩子只是比较含蓄，但由于父母不断说他是个害羞的孩子，再加上亲戚朋友和学校同学也不断地说，结果，使他真的变成了一个害羞的孩子。

（4）父母不良的教养方式。有的孩子害羞是由于父母不良的教养方式导致的。比如孩子在小的时候，受到过父母或别人的恐吓；或者孩子有问题来问父母时，父母因为手头工作忙，不是被奚落一顿，就是被责骂，或者被不耐烦地拒绝，这些都会造成孩子日后遇事害羞。可惜的是，许多父母并没有意识到这一点。

让孩子不再害羞

从某种意义上说，害羞本身并不是一个问题，只有当孩子的害羞程度达到让他们无法参与到集体活动中时，他们的害羞才会成为问题。因为它会阻碍孩子交朋友、有碍学习进步和自尊心的确立，也会降低心理适应能力。害羞的孩子通常会神经过敏、疑惑不安、孤单、沮丧以及难交朋友。因此，必须予以纠正。

对于害羞的孩子，家长该如何帮他们走出害羞的阴影呢？

（1）要多给孩子以鼓励。每个孩子都希望得到别人的肯定和表扬。胆怯的孩子更需要，他们本身就自责、缺乏勇气，在做某件事之前，预见的是自己不行。如果这时给他一些鼓励，增加他的勇气，他会把事情做得很好。

（2）要给孩子一个温暖的家。平等、理解、温馨的家庭环境能给孩子勇气和自信。克服孩子的羞怯，要有这样的环境。在孩子面前不要滥用家长权威，尤其是对易羞怯的孩子。家里的事尤其是与孩子有关的事，要多征求和尊重孩子的意见。

（3）要鼓励孩子交朋友。结交朋友是孩子社会化的一种表现。羞怯的孩子，担心别人瞧不起自己而不去交友。这时家长就应该鼓励他，首先让亲朋好友或比较熟悉的孩子与他一起玩，克服他交往的恐惧心理，然后再鼓励他在同学中交朋友。当孩子带朋友到家中时，家长要表现出热情，别不当一回事，以增加他的勇气。

落单的孤雁，生活在一个人的世界里

在我们的身边，总有这样一个小群体：他们是一群性格内向、胆小谨慎、从小不善言辞的孩子，他们好像天生就不善于与他人交往。

这是一群令家长和老师都头疼的孩子，难道他们真的天生就是这样孤僻吗？答案是否定的。

小凤今年上小学了，别的孩子每天开开心心地上学，一到学校里就和别的同学打成一片。但是小凤却像是一只落单了的孤雁，经常一个人躲在一个角落里，别的同学找她一起玩，她也只玩一会儿就悄悄走开了。

每天上课时，小凤似乎也在听讲，但是明显的有些心不在焉。班主任刘老师很快发现了小凤的这些异常举动，她决定去小凤家里做一次家访。

这天最后一节课后，刘老师来到了教室，找到小凤，"小凤，明天老师准备去你家见见你的爸爸妈妈，你晚上回去告诉爸爸妈妈"。小凤只是点了点头。

第二天放学后，小凤收拾好书包就和刘老师出了校门。一路上，小凤只顾低着头走路，刘老师问了她一些家里的基本情况，老师问她三句，她才回答一句。刘老师感到很纳闷，不知道这孩子是怎么了。

来到家里，见到了父母，小凤只说了一句："妈妈，我们老师来了。"然后就进了自己的房间，再也没出来。

　　刘老师将小凤在学校里的一些表现告诉了爸爸妈妈，妈妈告诉老师："这孩子在家里也不怎么爱说话，上幼儿园的时候就不怎么和小朋友一起玩，现在上小学了还是这样，平时见到亲戚朋友也像不认识一样，她这个样子我们也拿她没办法。"

　　经过交谈，刘老师了解到，小凤的父母都是生意人，白天很忙，晚上应酬又多，因此就请了保姆来照顾小凤，他们平时很少和孩子待在一起。

　　听完了小凤父母的情况，刘老师告诉小凤的父母："小凤现在这个样子和小时候缺少父母的关爱密切相关，你们平时还是多关心一下小凤吧。再任由她这么发展下去，她很可能会发展成孤独症的。"

　　听到刘老师分析后的结果，小凤的父母才意识到了问题的严重性。

　　实际上，每个孩子都渴望与人交往和被人认可，因此，那些看起来孤独的孩子，并不一定天生如此。就像小凤，长久以来，父母不在身边，让她感受不到温暖和关爱，她以为父母根本不关心她、不在意她，于是她便不愿意再把心里话告诉爸爸妈妈，时间久了，小凤就变得很孤独。

　　有的孩子性格比较内向，尽管他们也希望有很多的朋友，但是却不敢主动与他人交往，因此常常被孤独困扰，久而久之，他们的性格就会变得很孤僻，沉默寡言，像一叶在大海上漂浮的小舟一样，孤独地学习、生活。

　　有孤僻倾向的孩子常常会在心理与行为方式上，不自觉地将自己同周围的环境疏远开来，并尽力躲避与外界的联系，尽量减少和避免与他人交往，这是一种性格缺陷。性格孤僻的孩子，会因长期缺乏亲情、友情，思想情感得不到及时的交流和宣泄，很有可能会发展成为各种精神疾病。

"爸爸妈妈，请分一点儿时间给我！"

一位爸爸下班回家，很晚了，很累并有点烦，他发现五岁的儿子靠在门旁等他。

"爸爸，我可以问你一个问题吗？"

"当然可以，什么问题？"父亲回答。

"爸爸，你一小时可以赚多少钱？"

"这与你无关，你为什么问这个问题？"父亲生气地说道。

"我只是想知道，请告诉我，你一小时赚多少钱？"儿子哀求着。

"假如你一定要知道的话，我一小时能赚20美元。"

"喔！"儿子低着头这样回答，接着说："爸爸，可以借我10美元吗？"

父亲发怒了："如果你问这问题只是要借钱去买毫无意义的玩具或其他东西的话，给我回到你的房间并上床好好想想为什么你会那么自私。我每天长时间辛苦工作，没时间和你玩小孩子的游戏。"

儿子安静地回到自己的房间，并关上门。这位父亲坐下来后还对儿子的问题生气。

他怎么敢只为了钱而问这种问题？约一小时后，父亲平静下来了，开始想着自己可能对儿子太凶了。或许他应该用那10美元买小孩真正想要的，他不经常要钱用。

父亲走到儿子的房门并打开门，"你睡了吗，孩子?"他问着。

"爸爸，还没睡，我还醒着。"儿子回答着。

"我想过了，我刚刚可能对你太凶了。"父亲说着，"我将今天的闷气都爆发出来了。这是你要的 10 美元。"

儿子笑着坐了起来，"爸爸，谢谢你!"儿子叫着。接着儿子从枕头下拿出一些被弄皱了的钞票。

父亲一看，很奇怪。儿子慢慢地算着钱，接着看着他的爸爸。

"为什么你已经有钱了还向我要?"父亲生气地问。

"因为之前不够，但现在足够了。"儿子回答，"爸爸，我现在有 20 美元了，我可以向你买一小时的时间吗? 请你明天早一点回家，我想和你一起吃晚餐。"

就像故事中的父亲一样，现在的父母们总是很忙，在事业和孩子之间选择了事业，于是把孩子一个人孤零零地扔在家中。"爸爸，陪我一起玩吧。""别烦我了，没看我正忙着吗。""妈妈，给我讲个故事吧。""乖，宝贝，妈妈上班回来，辛苦一天了，你自己玩吧。"这些对话，听起来是不是很熟悉? 是不是常常在我们的家庭中上演呢?

为人父母者，应该好好反思一下: 你到底给了孩子什么? 一个温暖的拥抱、一个肯定的微笑、一次善意的提醒、一份无条件的理解，还是一个自动洗衣机、一个自动售货机、一个自动提款机? 要知道，孩子不喜欢只能提供食物、金钱的"机械父母"，他需要关心他、爱护他、理解他的父母。所以，为人父母者，请你们不要再吝啬自己对孩子的关爱，也许仅仅是举手投足间的关爱、呵护，就能影响并改变孩子的命运。

小测试：你的孩子患有孤独症吗

下面的一组题目可以帮助家长对孩子进行测试，以便及早注意，防止孩子患上孤独症。每题用"是"或"否"回答。

（1）与其他儿童一起游戏和交往感到困难。

（2）对声音和语言感到迟钝。

（3）厌恶学习。

（4）对各种危险，如玩火、登高、在街上乱跑，缺乏应有的认识。

（5）已经养成的习惯坚决不再改变。

（6）不爱说话，有时宁愿用手势表示意愿也不用语言表达。

（7）常常无缘无故地微笑。

（8）不是像一般的孩子那样弓着身子睡觉，而是僵硬地伸直腿脚睡。

（9）精力异常充沛，有时要半夜醒来，一直玩到早晨，次日仍不疲倦。

（10）不愿和任何人的目光接触。

（11）对某种事物可能产生特殊的爱好和依恋，抓住不放。

（12）喜欢旋转圆形物体，而且可以长时间做出同样动作。

（13）重复、持续地玩一些单调的游戏，如撕纸、摇铁筒中的石块等。

（14）怪僻孤独，不合群。

测试结果：

答"是"则计1分，答"否"为0分。累计分数达8分以上者，说明孩子有孤独症倾向。

　　当然，这只是对孩子是否患孤独症的一种简易家庭式问卷，结果表明你的孩子有患孤独症的倾向，那么应立即去专科门诊进行全面检查，以便及时进行治疗。

焦虑，困扰孩子的心魔

焦虑是每个人一生都不可以回避的，孩子因为年纪小，生活中极小的一件事情，都可能会让孩子产生焦虑情绪，因此，父母要及时发现孩子的焦虑情绪，并且帮助他们缓解紧张和焦虑，以免影响孩子的日常生活。

张敏敏是一个初中女孩。在学习上，她的各科成绩都较为理想，但就是怕考数学。为什么呢？原来初一第一次期中考试考数学时，她因为感冒头晕，数学只考了六十几分。从此之后，只要考数学，敏敏就吃不下饭，睡不好觉，生怕数学考不好。因此，每当考数学的时候，她就十分紧张，尽管她一再告诫自己沉住气静心去答题，可一到了考场上，她就紧张得头顶手心都有些冒汗。若是遇到一点不顺利，她更是紧张，似乎耳旁有千军万马一样混乱，种种不好的考试结果让她心惊胆战。

每次数学卷子发下来之后，成绩都还不错。其实，小学的时候，张敏敏的数学一直名列前茅，只因为初一那次期中考试的失误，才变成了现在这个样子，一考数学就紧张害怕。每次临考前，爸爸、妈妈、老师都告诉她不要太过紧张，要适当放松，但都不管用。

后来，张敏敏的爸爸带她去看了心理医生，心理医生听了敏敏的叙述，告诉她这是一种反射性心理异常，通常被称为焦虑症。对于敏敏的情况，医生建议敏敏的爸爸平时多对敏敏进行有针对性的训练。比如，自己设计几张数学试卷，星期天就让敏敏像真正的考试那样考一下，考试的时候，尽量模拟学校考试的各种氛围。

后来，在老师的配合下，张敏敏班上几个朋友一同参加了对敏敏考数学紧张的矫正训练。一段时间之后，她终于不再害怕考数学了。

张敏敏实际上是患上了焦虑症，这种症状是一种很普遍的现象，几乎人人都有过焦虑的体验，但是许多人认为焦虑只是成人的"专利"，实际上，孩子也有焦虑的时候。由于孩子年龄小，遇到突然发生的挫折和打击往往会承受不了，使幼小的心灵失去平衡，因此极易产生焦虑情绪。通常情况下，多数人的焦虑体验是暂时的，具有一定的防御作用，并不会对人体产生太大的影响，但是当焦虑变得很严重并已逐渐影响孩子的日常生活时，爸爸妈妈就要注意了。

焦虑的孩子对紧张压力异常敏感，他们不善于通过语言及情感发泄来表达内心的焦虑情绪。有强烈焦虑体验的孩子，对外界事物比一般孩子敏感、多虑。他们常是一些温顺、老实、守纪律的孩子，只是缺乏自信心，他们在爸爸妈妈心中是乖孩子，受到宠爱。他们平时克制自己的能力较强，对待事物认真、负责，但是过分紧张，特别是对陌生环境、陌生事物更容易表现出焦虑反应，惶恐不安。有的孩子对学习过度紧张，害怕考试成绩不好；有的到了新的学校，担心与同学处不好关系；还有的因为自己的缺点，怕受到老师的批评，而不敢去上学等。

焦虑总是和精神打击以及可能的威胁相联系，因此让孩子感到恐惧、烦躁、担心、紧张、不愉快甚至痛苦，严重时还伴有生理反应。过度的焦虑往往会严重影响孩子的智力发展，并且容易诱发抑郁、孤僻、自卑等心理疾病。因此，爸爸妈妈发现孩子的焦虑情绪后，应予以科学引导，以便使孩子尽早摆脱困扰。

不当的教育方式，让孩子不堪重负

引起孩子焦虑的因素很多，因而就有了各种各样的焦虑。一般来说，孩子的焦虑有以下类型：

（1）因为神经系统发育不健全，对外界细微的变化过于敏感的素质性焦虑。

（2）由于突发事件使得孩子心理难以承受而整天担心、害怕而产生的境遇性焦虑。

（3）由于与亲属特别是爸爸妈妈的分离而出现的心烦意乱，无心学习，甚至出现逃学、出走的分离性焦虑。

（4）由于爸爸妈妈对孩子期望过高，孩子害怕达不到爸爸妈妈预期的要求，担心受到责备而产生的期待性焦虑。

（5）由于家庭不和睦使孩子生活在矛盾重重的环境中从而产生的环境性焦虑。

无论孩子属于哪一类型的焦虑，都与父母不良的教育方法有关。有些父母对孩子百依百顺，过度呵护，当孩子走出家庭进入社会后，就如温室的花朵，经不起风吹雨打，即使是一点不顺心的事，也会使孩子过度焦虑。有些父母"望子成龙，盼女成凤"的心情过于急切，不考虑孩子的负荷能力，对孩子要求过高，甚至过度惩罚，这些都会使孩子产生紧张、焦虑的情绪。有的父母经常威胁孩子，如"写不完作业，不许出去玩，不准看电视，做错一道题罚十道"等，父母的这些话语就如同悬在孩子头顶上的一把刀，使孩子整天处于紧张状态，从而出现很强的焦虑反应。

良好的生活氛围，让孩子远离焦虑

孩子焦虑是一个令家长头疼的问题，于是如何让孩子的情绪平稳下来便成了家长们最为关注的问题。那么，父母该如何预防和缓解孩子的焦虑呢？

首先，要给孩子一个宽松的生活氛围。温馨的家庭环境有利于孩子养成自信、豁达、活泼、开朗的性格，而要做到这一点，家庭环境一定要整洁、朴实、有条理；家庭成员之间要和睦、民主，有意营造一个良好的生活环境和家庭氛围，这是让孩子远离焦虑、实现健康成长的一个重要条件。平时，要尽量每天抽出时间与孩子交心，一方面拉近爸爸妈妈与孩子的距离，另一方面增进感情。

其次，对孩子的期望与要求要合理。"望子成龙，望女成凤"是每个家长的心愿。父母难免会对孩子提出这样那样的要求，但是一旦要求失当，就会对孩子产生不良影响，所以爸爸妈妈一定要注意提出的要求要顺应孩子的生理和心理特性。同时，要尊重孩子，不能苛求孩子，当孩子未达到要求时，千万不要嘲讽挖苦，或者板着脸不答理，这样会使孩子感到压抑，或是出于逆反心理而对抗，从而加重孩子的焦虑。

最后，及时疏导孩子的焦虑。当孩子对某事表现出过强的焦虑时，父母要引导孩子讲出自己所担忧的事情，对孩子的痛苦表示同情，并尽量消除孩子的顾虑，帮助孩子控制不安和失败的心情。

　　如果孩子容易紧张、焦虑，此时，爸爸妈妈就需要自我反省了：和孩子之间是否存在关系不良？和孩子的沟通怎么样？对孩子有没有过多的批评和指责？在教育理念和方法、技巧上需要做哪些调整和改变？如果爸爸妈妈自身难以调整，应该寻求专业人士的帮助。

虚荣："我也要穿名牌"

赵女士下班后，一看时间，女儿贝贝马上就要放学了，得赶紧去接她。于是，她匆匆收拾了一下，就往贝贝的学校赶。

还好，到了学校，贝贝他们刚好放学。远远的，妈妈就看见别的同学都是三三两两的，有说有笑的，只有贝贝独自一个人，正闷闷不乐地往外走。看到了妈妈，也没有往常那么兴高采烈的样子。

"贝贝，你今天怎么了？不高兴呀？"妈妈问道。

"没什么……"贝贝吞吞吐吐地回答。

"哦，那赶快回家吧。"

妈妈带着贝贝离开了学校。可是一路上，贝贝都不像往常那么开心，一句话也不说。妈妈很奇怪：这孩子今天是怎么了？

到家后，贝贝一声不吭就进了自己的房间。妈妈感觉孩子今天有点不对劲，也走到了贝贝的房间，坐下来，轻声问道："贝贝，今天是怎么了？怎么不高兴呀？是不是学校里不开心了？告诉妈妈好吗？"

"妈妈，这周末是我们班上李娜的生日，她要在比萨店过，而且她还请了好多同学一起去呢。下个月就是我的生日了，我也想和她一样去比萨店过生日。"

妈妈愣了一下。"要去比萨店过生日？你以前过生日的时候我和爸爸经常带你到动物园、游乐场去玩，一家三口这样过不好吗？"

"好是好，可是我们班上有好多同学都在比萨店过生日，还请了好多同学，就我自己和你们一起过，他们会笑话我的，以后他们就不理我了。"贝贝的话音里带了一丝哭腔。

"你先写作业，等你爸爸回来再说。"妈妈不好再说什么。

走出贝贝的房间，妈妈陷入了沉思：贝贝才 11 岁，小小的年纪，怎么就有了虚荣心呢？

为什么贝贝会产生虚荣心呢？从心理学角度来说，虚荣心是一种性格缺陷，是一种被扭曲了的自尊心。虚荣心强的人不是通过实实在在的努力，而是企图通过贬损别人、打压别人的方式来获得成功。用跑步比赛来做一个比喻，那就是虚荣心强的人并不愿意真正与对手站在同一起跑线展开一场较量，他总是企图通过一些不可告人的方式让自己的对手因为"这样"或"那样"的意外原因而无法参赛。

当然，人不可能一点虚荣心都没有，但是当虚荣心超出了一定限度就有百害而无一利了。孩子过强的虚荣心会在平时的生活中时时流露出来，如果父母能够及时捕捉到这方面的苗头，那么就可以立刻采取相应的对策对他们进行教育和开导。

孩子虚荣心的形成主要跟不当的教育方式有关。

现在的独生子女越来越多，父母总怕孩子受委屈，于是对孩子总是有求必应。自己孩子穿的、戴的都不能比别的孩子差，别人的孩子买什么自己的孩子也得买，绝不能让人家比下去。于是在家长无意识地纵容下，孩子的欲望无限地膨胀。

另外，现在的很多父母，总爱讲孩子的优点，掩盖他们的缺点，甚至在亲朋好友面前经常夸耀自己的孩子，孩子听到的都是赞美的声音，很少有人指出他的缺点，而父母又常常对别的孩子妄加指责。孩子对自己客观评价的能力本来就很差，再加上父母的夸耀，就认为自己什么都比别人强，孩子就从家长心中的"十全十美"变成自己心中的"十全十美"，再也容忍不了别人超越自己。

孩子一旦有了虚荣心之后，就喜欢和别的孩子进行攀比：看见别人穿了件新衣服，就要家长给自己买件更漂亮的；别人上下学由爸爸开车接送，我也要爸爸开车接送；看到别人夸别的孩子聪明，心里就很不舒服，动不动就说："这有什么了不起的，我也会。"

这样的孩子，只爱听表扬，受不了批评，只能赢，不能输，否则就大哭大闹，失去心理平衡。

让孩子离虚荣远点

适度的虚荣心是一种正常现象，不用过分担心。但虚荣心过强不利于孩子的健康发展。这是因为：首先，虚荣心过强的孩子，不能忍受别人比自己强，处处想占上风，久而久之会受到同伴的嫌恶和排斥；其次，虚荣心过强的孩子，做事大多是为得到别人的赞许，达到自我炫耀的目的。

为了正确引导虚荣心过强的孩子，家长应做到以下几点：

（1）正确的家庭教育方式。虚荣心过强的孩子多半是家中的"小太阳"，全家人都围着他转，这样就自然而然地滋长了他的自我中心和自夸欲。家长对孩子提出的在合理范围内的要求可以答应，对于无理的要求应断然拒绝。

父母是孩子最好的医生

（2）父母的榜样作用。父母是孩子的第一任教师。喜欢炫耀和挥霍的母亲，可以想象她教养出来的孩子也一定爱慕虚荣。朴实谦逊的家风可以对孩子起到潜移默化的作用。

（3）客观地评价孩子。有一些家长常喜欢在他人面前夸耀自己的孩子。家里来了客人，总要让孩子表演一番，背诗、画画、唱歌等。虽然客人的赞扬能激发孩子的兴趣，但时间一长往往会使孩子失去对活动本身的兴趣，而仅仅对赞许给予关注。正确的做法是客观地评价孩子，不仅要表扬优点，同时对孩子的缺点也要及时指正。

如何让孩子消除自负心理

自负就如同自卑一样，都是源于孩子对自己的能力没有正确的认识。他们过高地评价自己，仿佛通过放大镜来看自己的长处，甚至视缺点为优点；而在看别人时，则总是容易贬低他人的优点，夸大对方的不足。自负的孩子虽然有着他们所引以为傲的优点，但正是他们的自负，使得他们的心理变得狭隘、自私，甚至影响到自己的健康发育，父母们为此苦恼不堪。

玲玲在从小就立志要当作家，并发誓要当像张爱玲那样著名的作家。这样的雄心壮志对一个孩子来说没什么不好的。可是玲玲并没为此而努力，而是讨厌所有"该死的书本"和"枯燥的知识"，讨厌读书。玲玲开始把自己当成了作家，对学习不屑，对老师不尊，这使玲玲的成绩一路下滑，还把爸爸妈妈的劝告轻蔑地视为"絮絮叨叨老一套"。一次期末考试中，玲玲的数学没及格，外语没及格，连语文也只是刚刚及格。

自负的孩子只满足于眼前取得的成绩，只会"坐井观天"，总是以高人一等的态度对待人或喜欢指挥别人，最后自己什么也没得到。而且自负的孩子情绪也不稳定，当人们不去理睬他时，他们就会感到沮丧；当他们遭到失败和挫折时，又会从骄傲走向悲观、自卑和自暴自弃，否定自己的一切，觉得自己什么都不如别人。当孩子出现自负情绪时，父母一定要加以正确引导。

（1）要耐心教导，让孩子正确评价自己。孩子的自负情绪就是过高地估计自己，认为自己是最强的，这样的孩子只能看到自己的长处，看不到自己的短处，喜欢拿自己的长处比他人的短处。作为父母应耐心地教导孩子，让孩子学会正确地评价自己，既认识到自己的优点，又看到自己的不足。

（2）表扬孩子要掌握"火候"。当孩子成功地做了一件事时，家长要给予适当的表扬，但要让孩子知道这是他应该做到的。家长尽量不在众人面前夸奖孩子，就是表扬也要掌握好火候，要把握好轻重。当别人夸奖自己的孩子时，家长应转移话题。

（3）鼓励孩子多和更强的人比一比。一些自负的孩子往往会被眼前的小成绩所迷惑，这时，家长应该鼓励他们多和身边的人比比，如："你是很棒，但是你的前面还有小强，你现在离他的距离越来越近了，要加油！"

（4）适当给孩子提出更高的要求。家长交给孩子的任务应有一定的难度，让他经常感到自己能力有欠缺，需要取得别人的指导，不断加以提高。

（5）对孩子进行适当的挫折训练，让孩子尝试失败的教训。要让他有输有赢，输的次数要多于赢的次数。当他失败时，要教他学会调节自己不愉快的情绪，能接受失败的考验。

（6）奖励孩子时以精神鼓励为主，物质奖励为辅。其实，这个时期的孩子对口头表扬，心理上就会得到满足。过多的物质奖励，有时会强化孩子产生沾沾自喜、高傲自大、忘乎所以甚至不思进取的心态，要防止他们被夸奖声和赞许的目光所包围，或获得过多的物质奖励而产生畸形的满足感，懒于进取和努力，从而削弱进取意识。

在家庭中，要把孩子当做普通一员，不要让他成为"中心人物"。家里来了客人，除了正常的礼节外，不要让孩子过多地表现自己，更不要轻易在客人面前夸耀自己的孩子。

带着孩子走出自卑的怪圈

自卑是一种性格缺陷，自卑对孩子的心理健康会产生很多负面影响，更会对孩子身心等方面的正常成长起到消极的作用，使孩子的心理变得十分脆弱，经不起任何挫折，更谈不上战胜挫折。如果孩子陷入自卑的泥潭，不仅他的身心发展及交往能力会受到严重的束缚，而且他的聪明才智也不可能得到正常的发挥。

妮妮是一个长得非常惹人喜爱的小女孩，她已经上小学六年级了，不过她的性格很内向，在人面前不苟言笑，在课堂上从来没主动发过言，即使回答问题也是低头回答，声音很小，而且脸涨得通红。在学校除了上厕所外，很少离开自己的座位，老师叫她去和同学玩，她会冲老师勉强笑一下，仍坐着不动。老师问妮妮："你为什么不和其他同学去外面玩呢？""我害怕别的同学笑话我。"遇到节假日，父母想带她一起出去玩、到朋友家做客，她都不去，甚至连外婆家也不去，她总认为自己做什么都做不好，怕去了大家会笑话她。

自卑会使孩子消沉，悲观，情绪不稳定，易生烦恼，畏缩退却，缺乏自信心；抑郁忧虑，紧张困惑，心神不定，高度焦虑；明知可为而不敢为。这种消极的心态抑制了孩子特长的发挥，使得长处不长，短处更短。由于自我否定，胆怯忧虑，没有勇气创新，致使创造力再高也不能发挥；由于习惯看到事物的消极面，思考能力再强也只能是越想越糟糕。

其实，每个孩子都不是生来就自卑的，这些自卑都是在外界环境的影响下形成的。自卑的产生，主要有以下几方面的原因：

一是父母对孩子期望过高，总想让孩子按自己的要求发展，这样很容易使孩子产生自卑。

二是父母的离异，容易使孩子产生自卑。

三是父母对孩子用"大棒主义"的教育方式，也会造成孩子自卑。

四是家长自身就有自卑情绪，孩子也会被传染到。

所以，父母在平时的日常生活中，要时时关注自己的孩子，一旦发现孩子有自卑的倾向，须尽早帮助克服和纠正，以避免其形成自卑性格。父母可以从以下几个方面对孩子的自卑进行纠正。

（1）要善于发现孩子的"闪光点"，并能给予适当的鼓励。其实每个孩子都有自己的长处和短处。家长要善于在孩子的日常生活中发现孩子的优点以及他的进步，而且要不失时机地给予肯定和表扬。这样可以增强孩子的信心，从而使孩子远离自卑。

（2）不断开拓孩子的知识面，增长孩子的眼界。在学校里，常会发现有的孩子在聊天时能讲得津津有味、绘声绘色，而有的孩子却一句也插不上。这常常是因为孩子的知识面不同，有的孩子见多识广，有的孩子见识却很短浅，那些知识面比较窄的孩子就很容易产生自卑。所以，父母平时要注意帮助孩子丰富知识，开阔孩子的眼界，提高孩子的能力。

（3）当孩子达不到父母心中的标准时，一定不要奚落或贬低孩子。很多家长在孩子达不到自己的要求时就以侮辱性的语言讽刺、嘲笑孩子，故意贬低孩子。这样会使孩子的自信心受到强烈的打击，如果长期这样，孩子就会在不知不觉中接受家长的暗示，慢慢地开始承认自己的能力差，渐渐就会产生自卑的心理。

（4）要让孩子学会正确面对失败，驱逐心中失败的阴影。孩子在生活中难免遇到各种各样的失败和挫折，不敢面对失败是自卑的导火索。所以，父母应及时了解孩子的心理变化，给孩子正确的指导，帮助他们及时驱逐失败的阴影，勇敢地面对失败。

（5）引导孩子建立积极的人际关系。自卑的孩子大多孤僻、不合群，喜欢把自己孤立起来。积极的人际关系是社会生活所必需的，它有利于孩子自身压力的减缓和排解。拥有良好人际关系的孩子，性格也会变得开朗起来，并且在与人交往中也会更加客观地评价自己和他人。所以，家长要鼓励自卑的孩子多与别人交往，并教给他们一些社交技能。

家长要让孩子认识到人各有优缺点，有缺点并不可怕，可怕的是不能改变自己的缺点。只要能克服自己的缺点，发扬自己的长处，就是一个好孩子。

爱破坏的孩子

好好的一个玩具，到了淼淼的手里，不到三分钟，就被他拆得七零八落、面目全非了，不管父母怎么训斥、打骂都不管用，淼淼依旧是见什么拆什么，淼淼成了名副其实的"破坏大王"，家里也变成了"废品收购站"……孩子破坏行为的背后，有着复杂的心理原因。

在刘老师的心理咨询室里，坐着淼淼父子俩和小欣母女俩。

淼淼是一个聪明伶俐，又很调皮的小家伙，讲起话来手舞足蹈，有意思极了。小欣是个活泼可爱的小姑娘，满脸稚气，笑起来还有两个酒窝。两个小家伙在心理咨询室里，一点都不胆小，淼淼更是做出各种各样奇怪的表情，惹得小欣哈哈大笑。

看着淼淼的"表演"，爸爸觉得又好气又好笑，他说："刘老师，我这孩子可能是有多动症吧？您瞧他这副样子，没有一刻能安静下来。我们家里所有的东西几乎都被他拆了个遍，弄得家里垃圾一大堆，简直就成了废品收购站。刚开始的时候，他只是拆拆闹钟，我们想闹钟是小东西，坏了再换一个就是了。后来，慢慢地，他变成了见什么拆什么，什么都爱问，我和他妈妈每天上班回家之后都挺累的，谁有空理他。可这小家伙的好奇心也太强了，前几天把我的电脑主机给拆了，还把一些主要零件也弄坏了，害我花了2000多块钱才修好。那次我狠狠地揍了他一顿，原以为他会改好，可是安分了几天又开始折腾了。我们这工薪家庭哪经得起他这么折腾啊。"

听了森森爸爸的一番诉说，小欣的妈妈也开始向刘老师诉苦："刘老师，我家小欣已经上五年级了，什么都挺好的，就是爱搞破坏。她爱摔门、摔椅子，有时候我还要去学校道歉，实在很难为情，为这我们平时没少骂她，可她就是不改。"听了妈妈的话，小欣朝妈妈做了个鬼脸，似乎很不服气。

其实，对于爱破坏东西的孩子来说，他们的心里很复杂，有很多种类型，父母需要耐心地去发现，不可一棍子打死，不能轻易地以打骂来应对孩子的破坏。

有的孩子有很强的求知欲，他们看到闹钟能走、收音机在唱歌、电视里在播放好看的节目、电脑里有很多有趣的游戏，往往十分好奇，想了解其中的究竟。部分孩子可能愿意与父母共同探讨，有些孩子则愿意自己动手去弄明白，然而向父母询问时却遭到了拒绝，就像森森一样，于是孩子就可能选择这些在许多父母看来是极端破坏的行为。

在一些家庭中，孩子非常渴望得到父母的关爱与家庭的温暖，却由于某些原因，总是得不到满足，在这种情况下，孩子就有可能通过破坏物品来发泄心中的怒气，同时期望以此引起父母的重视。还有一些在专制或溺爱家庭中长大的孩子，长期受压抑或为所欲为惯了，也可能会通过摔门、摔椅子、撕衣服等破坏性行为来排解怒气。

有的孩子是因为遭到了别人的欺侮或讥笑而得不到公正的对待时，内心想反抗，又不敢付诸行动，于是就将怒气指向了物品，通过破坏物品来发泄自己心中的不满。

粗暴地打骂并非解决之道

当发现孩子出现破坏性行为时，很多父母的反应首先是大怒，然后不分青红皂白地对孩子打骂一番，要知道，对孩子的这些行为，你应该做的不是惩罚，而是耐心地与孩子交流，了解孩子出现破坏性行为的深层原因。

如果孩子的破坏性行为是出于好奇，父母就不应该责备孩子，以免抹杀了孩子的学习兴趣，而要与孩子共同进行商讨。可以与孩子一起订立规定，对于一些较为廉价的物品，父母可以提供参考书，让孩子单独进行探索；对于一些较为昂贵的物品，如电脑、电视等，父母可以抽出时间与孩子共同研究或是请这方面的专家与孩子共同探讨物品的内在结构，让孩子在成人的指导下进行研究。这不但可以增强孩子的兴趣，而且也可以让孩子学会适当地约束自己的行为。

对于那些通过破坏来报复、发泄内心不满的孩子，父母可以与孩子共同商讨解决问题的可行途径，使孩子明白破坏他人物品的报复行为不是解决问题的有效办法，从而学会采用更恰当的方式，既不破坏自己与同伴之间的关系，同时又能很好地表达自己内心的愿望。

有的孩子因爸妈未满足他的要求，他便赌气，故意损坏东西，发泄心中的愤怒。很多被溺爱的孩子常以此要挟大人，以达到个人目的。对这种故意破坏的行为，大人绝不能姑息迁就，既要严厉批评，也要让孩子对破坏物品的行为负责。例如摔坏了玩具，至少在半年内不买新玩具；砸坏了碗碟，告诉孩子两周内不买他最爱吃的冷饮，以省下购买新碗碟的钱。孩子受到一定的惩罚后，会留下深刻印象，就不敢再由着性子要泼了。

正视多动症，让孩子适时安静

活泼好动是每个孩子的天性，也是他们的可爱之处。但是日常生活中有些孩子不是活泼好动，而是不听家长、老师的劝阻，不分时间、不分地点地乱动乱跑，这些儿童就有可能是患上了多动症。

小鸣的父母为不断惹事的小鸣伤透了脑筋。老师几乎每周都会给家里打电话，向他们述说小鸣在学校里的种种"罪状"：学习成绩差，上课开小差，而且经常在课堂上随意走动，下课则在走廊上横冲直撞……就在前几天，小鸣把一个女同学撞倒在地，导致对方骨折。

在家里，小鸣更是行为乖戾，不是打碎玻璃，就是虐待小猫，或者拿着扫把追着家里的鸭子到处跑，就连看电视也不停地换频道，从来不能耐心地看完一个完整的节目。

更使人担忧的是，老师的教育、父母的训斥，对小鸣来说几乎没有什么作用，事后依然如故。"真是个不可救药的坏孩子！"父母已这么下断语了。

小鸣真的是不可救药的坏孩子吗？其实，他不是一个"坏孩子"，而是一个"病孩子"。他得的病就是"儿童多动症"。多动症又叫注意力缺陷障碍，以注意力缺陷和活动过度为主要特征的一种行为障碍，一般在学龄前出现，但9岁是儿童多动症症状最突出的年龄，患病率约为 3%～5%，其中男孩高于女孩。

多动症的主要表现就是多动（活动过度），多动症儿童经常是不分场合地过多行动；此外，注意力不集中也是多动症的一个显著特征，与正常的儿童相比，多动症儿童极易受外界刺激的干扰而分散注意力，做事常常有头无尾，总是不停地从一个活动转向另一个；情绪不稳、冲动任性，易激动、易冲动等都是多动症儿童的典型特征。有研究表明，80%的多动症儿童都好顶嘴、好打架、横行霸道、恃强凌弱、纪律性差，有的甚至还有说谎、偷窃、离家出走等行为。由于多动、注意力不集中，多动症儿童还伴有学习困难，但智力发育正常。

需要注意的是，儿童多动症不等于儿童好动。多动症儿童的活动是杂乱的、无目的的，而好动儿童的活动则是有目的的、有序的；多动症儿童是在各种活动中都表现得多动、注意力不集中，而好动的儿童则只是在某些活动场所或场合下有多动表现；多动症儿童的多动不分场合，一些举动难以被人们所理解，而好动的儿童，即使特别淘气，其举动也不离奇，能为人们所理解；多动症儿童不能专注于某一项活动，没有什么活动内容能使他们静下心来投入进去，而好动儿童对他们感兴趣的活动则能静下心来投入进去。

多动症可能会引发行为及人格障碍

一项研究表明，目前在学龄儿童中有 8%～12% 的人都被诊断为多动症，这一数字比过去几十年都要高，而且仍有很多未经确诊的病例存在。

长期以来，临床医生普遍认为儿童多动症的发病仅限于童年期，随着年龄增长会自然缓解，因此在临床防治上没有得到应有的重视。但是，近年来的研究发现，多动症共患其他精神障碍的几率很高，常见的有多动症伴品行障碍、伴抑郁障碍、伴情绪障碍、伴学习困难，等等。

由于患病儿童的行为存在障碍，如果不经治疗，青春期时，就会出现一系列问题，如物质滥用（违法药物及酒精）、反社会行为、逃学等。成年期时，虽然很多患者会发展出一套行为机制来隐藏他们的多动症症状，但是他们却依然无法避免多动症所造成的影响：他们很难较好地完成工作任务，因此无法维持固定的工作；很难与他人融洽相处，因此社会关系紧张；很难拥有良好的工作能力，因此收入低。

研究发现，多动症的预后不佳，70%患儿的症状会持续到青春期，30%会持续终身；患者继发或共患破坏性行为障碍及情绪障碍的危险性高；成年期出现物质依赖、反社会性人格障碍和违法犯罪的风险是一般人群的 5～10 倍，给家庭和社会造成了沉重的负担。

给孩子更多的关心和教育

面对有多动倾向的孩子，父母应该怎么办呢？

对家长来说，要正视现实，给孩子更多的关心、教育和培养，最好带孩子去医院进行心理咨询和检查，听听医生的分析。倘若孩子确实患有多动症，而且影响学习成绩或产生一些异常行为，应该按医嘱坚持治疗，包括药物和心理行为治疗，切忌乱投医、滥用药。

如果孩子的多动不属病态，则要加强对孩子的教养，保证孩子有规律地生活，让孩子拥有融洽的家庭氛围，让他适度地参加一些社交活动并避免精神紧张与创伤，对孩子以表扬为主，鼓励他做一个好孩子。

　　然而目前有很多家长和老师对多动症还存在着认识上的误区：一方面，他们认为孩子多动、注意力不集中只是儿童成长过程中的阶段特征，不足为奇；另一方面，有很多家长和老师都不愿意给孩子贴上"多动症"的标签，认为多动症是一种难以启齿的精神疾病。

　　为此，专家指出，多动症是一种慢性、终身性疾病，多动症儿童需要父母的关爱，关爱其成长的各个方面，并及时干预防止儿童多动症的发展。

心理免疫力差，受不得一点挫折

如果你永远都将孩子置于自己的羽翼之下，帮他挡住伤害与失败，那他就永远也学不会如何在挫折到来时独自承受。所以，请稍稍克制你"想帮他一把"的冲动，给孩子一个遭遇挫折的机会。

在李老师的心理咨询室里，坐着两位焦急万分的家长，他们就是苗苗的爸爸妈妈。

"老师，您快帮帮我们的孩子吧……"刚一开口，苗苗的妈妈就哽咽了。"哎，这孩子……现在她总是把自己一个人关在屋子里，一句话也不说，饭也吃得很少，只是一个劲儿地哭。叫她上学，她说自己头晕，没力气，已经有一个星期了。您说这该怎么办呀？"

原来，苗苗从小就聪明伶俐。上学后，学习也十分认真，因此学习成绩总是名列前茅。在其他方面，苗苗的表现也很好，因此，各种荣誉接踵而来。"三好学生"的称号从未间断过。由于领导才能比较强，一直以来，苗苗都是班长。提起苗苗，老师就赞不绝口，同学们也羡慕不已，爸爸妈妈也是笑在脸上，乐在心中。

但是，就在苗苗一路鲜花锦旗的时候，班上转来了一个男生——嘉嘉。他在各方面也很出色，尤其是在学习和领导才能上比起苗苗是有过之无不及。刚开始的时候，他俩的学习还一直不相上下，但是渐渐地，嘉嘉独领风骚的次数越来越多。苗苗开始变得烦躁、焦虑，开朗的她也慢慢变得沉默寡言了。父母发现之后，和苗苗谈了一次，告诉她不要灰心、气馁，只要加倍努力，就一定能超过嘉嘉。从那之后，苗苗更是埋头苦读。

期中考试过后，又是嘉嘉遥遥领先，苗苗的成绩不但没有进步，反而有所下降。之后，班级改选班委，苗苗的班长一职落选，嘉嘉取而代之。这无疑是雪上加霜。苗苗的心理再次失衡，之后，她精神委靡不振，上课注意力不集中。有一天，还突然在课堂上晕倒。父母急忙将苗苗送到医院，但没查出什么毛病，医生只是嘱咐要好好休息。刚开始，爸爸妈妈也以为是苗苗学习太累了才这样的，以为让她休息两天就好了。谁知道，都一星期了，苗苗还是没好，父母这才觉得事情严重了。

孩子面对困难和挫折，考验的是父母的勇气

巴尔扎克说过：苦难对于天才是垫脚石，对于强者是一笔财富，对于弱者是万丈深渊。挫折是青少年成长过程中的重要营养，挫折经历是一种宝贵的精神财富。

然而在我们身边，因为父母的几句指责就离家出走，因为同学之间的小小矛盾就郁郁寡欢，因为老师的批评就产生逆反心理，厌恶学习。类似现象屡见不鲜。

反思我们的教育，似乎家长在急切地想给孩子们自己没有的东西，却忘记了给他们最基本的，也是最重要的挫折教育、生命教育。结果他们虽然学了很多知识，却经受不了丝毫的挫折。会因为一次不成功的考试、一次老师的批评而结束自己的生命。这

对一个家庭来说那是不可承受的结果。

父母要注意从小提高孩子的心理免疫力，要在痛苦和失败中培养孩子承受挫折的能力。面对痛苦，不要首先想到抱怨或求助，要自己忍耐和克服。这样孩子就会慢慢形成一种坚韧的性格。

另外，父母大多低估了孩子的承受能力，他们往往觉得自己的孩子太弱小，无法独自克服遇到的困难。这种态度反过来又会使孩子认为，自己真的没有能力应对现实，造成我们心理学上所说的习得性无助。

当孩子面对困难和挫折时，考验的往往不是孩子的勇气，而是父母的勇气。

给孩子一个遭遇挫折的机会

春游的时候，妈妈和三岁的女儿一起走在狭窄的山间道上。山路坑坑洼洼，对一个孩子来说很难应付。但妈妈并没有马上拉起孩子的手，而是任由她跌跌撞撞地走了一会儿，甚至看着她差一点被小石子绊倒也没去扶她。这就是一个聪明的母亲，她懂得如何让孩子自己去体验生活。

有时孩子会主动拒绝尝试新的或者是他们认为困难的事情。但是如果你确定的目标只是"试一试"而不是"成功"，那孩子们就比较容易接受了。

聪明家长的技巧就在于：即便是一次失败的努力，也让孩子觉得从中有所收获。

暴力——当今青少年的黑色"时尚"

　　美国著名心理学家班杜拉曾做过一个经典的试验，研究了儿童对攻击性行为的观察和模仿。他将幼儿园的孩子随机分成三组，让孩子观看录像。录像中一个成年人（榜样）正在攻击一个成人大小的充气塑料人，他的攻击行为有四种：

　　（1）把充气人放倒在地，然后坐在它身上打它的鼻子，边打边叫："哈！打中啦！咚！"

　　（2）把充气人又拉起来，用一个木槌连续击打它的头，一边打一边叫："哈！趴下！"

　　（3）用木槌打完后，又把充气人踢来踢去，高兴地叫着："飞喽！"

　　（4）用一个橡皮球猛砸充气人，砸一下就大叫一声："咚！"

　　三组儿童看到的录像结尾各不相同：第一组孩子看到另一个成年人用饮料或糖果等奖励了攻击者，并对他大加表扬（奖赏）；第二组孩子看到攻击者被另一个成年人狠狠地指责了一遍（惩罚）；第三组儿童在看完成人攻击充气人后便结束了（无强化）。接下来，试验者将儿童带到与录像中情境相同的房间中，让他们自由活动10分钟，试验者则通过单向玻璃来观察孩子是不是通过前面的观察学会了攻击行为。

　　结果发现，三组儿童都表现出了一定的攻击行为。不过，如班杜拉所预料，儿童自由活动时是否会表现出攻击行为取决于他们对结果的预期。尽管所有的儿童都学会了攻击，但那些看到榜样被表扬的儿童比那些看到被责备的儿童更明显地表现出了攻击行为。此外，即使榜样的攻击行为没有受到强化，儿童也会习得攻击行为，这就是观察学习的结果。

这个研究以及随后的许多重复研究都表明，儿童平时对电视、电影、游戏中的打斗情境的观察，虽然未直接地加以模仿，但并未能阻止他们的学习，而且，即使是对这些反社会行为给予惩罚，也不能阻止他们对这类行为的无意识学习。此后，只要遇到与影片中类似的情境，上述这些行为就很可能在儿童的实际生活中再现。

让孩子远离暴力的侵袭

当泰森愤怒地咬下霍利菲尔德的耳朵，赛场里、电视机前的所有观众，无不为之哗然。这一攻击性行为激起了不少青少年心中蠢蠢欲动的暴力冲动。据报道，那次比赛后，很多人在与他人的争吵或打斗中都学泰森的样子，狂怒地咬伤了对方的耳朵。

曾有一项研究调查了凶杀率和拳王争霸赛中公开暴力的关系：在连续看了 10 场重量级拳王争霸赛之后，所有人都承认自己在不同程度上模仿了攻击行为。赛前诸如"我要砸掉你的脑袋"这样的言语攻击，以及赛后气氛的渲染，提供了大量的攻击性暗示。研究者在 1973～1978 年的 18 次重量级拳王争霸赛之后，比较预期的凶杀率与实际凶杀率，结果发现，从比赛后的第三天开始，凶杀案的数量以平均 12.46% 的比率上升。凶杀率最高的增长发生在宣传力度最大、收视范围最广的比赛之后，即著名的阿里和弗雷泽之战。比赛结束后迅速增加了不下 26 起凶杀案。

由此可见，影视、网络中的暴力场面会对人产生强大的影响，成人尚且会模仿其中的暴力行为，就更不用说青少年了。因此，要想让我们的孩子快乐、健康地成长，就要给他们一个没有暴力的环境。当然，一个完全没有暴力的环境是不可能存在的，但是，我们可以尽我们所能，尽量减少生活中、影视中对青少年有不良影响的暴力场面，让他们少接触一些有关暴力的场面。这不仅需要父母、老师的努力，更需要社会各界的共同努力。

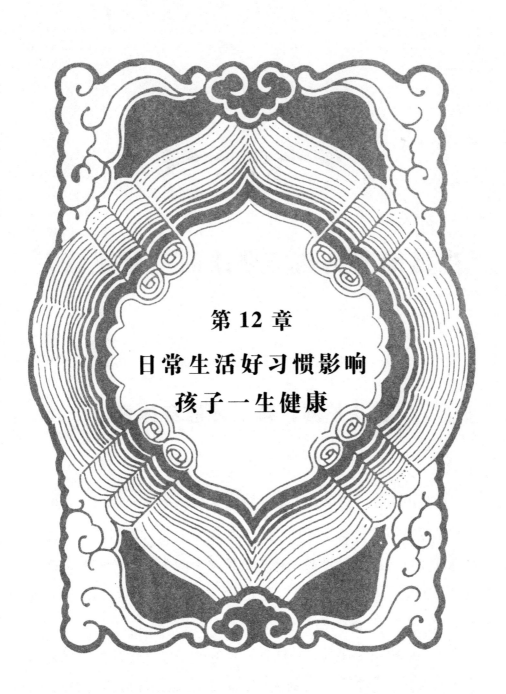

第 12 章

日常生活好习惯影响
孩子一生健康

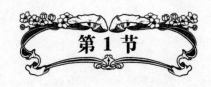

第 1 节

生活细节是孩子健康的"维生素"

梳头护脑，孩子才能身体好

在我国古代，许多名人都注重梳头保健的养生作用。北宋大文学家苏轼以前掉头发很严重，后来接受一位名医的建议，每天早晚都坚持梳头，没过多久就长出了浓密的头发。南宋大诗人陆游，每天睡前都坚持梳理自己的白发，后来竟然长出了一头黑发。

那么，梳头为什么会有这么神奇的效果呢？这是因为大脑所需要的营养主要来自我们的血液，而血液要经过血管流进大脑。

在我们的大脑外表，也就是头部的表面分布着像蜘蛛网一样的毛细血管和神经，如果我们每天用木梳去梳头，木梳的梳齿就会轻重有序地碰触着这些血管和神经，这和按摩有着同样的效果。所以，梳头能够促进脑部的血液循环，让营养物质畅通无阻地进入大脑，延缓大脑衰老。睡前梳头，还能改善睡眠，提高睡眠质量。

另外，经常梳头还能把堵塞在毛孔上的灰尘和头皮屑清理干净，也会让头皮上的毛孔舒张开，尽情呼吸，头发的营养也能顺顺利利地供应，正因为如此，我们的头发才可以健康地长出来。

知道了梳头的好处，父母还要告诉孩子该怎样梳头。

首先要选好木梳，黄杨木梳是最好的选择，牛角梳也可以使用，而塑料梳容易产生静电，对头皮、头发有害，不宜使用。梳齿宜宽大，这可以确保梳头时既可有一定的按摩力度，又不至于划伤皮肤。

其次，最好每天早、中、晚梳头三次，每次 10 分钟，每一处梳 5~6 遍即可，在梳的时候要一绺一绺地梳理。紧贴头皮前后左右有规律地梳，然后从脑勺开始向脑门儿的方向轻轻地用梳齿按摩，使血液流通到头发的根部。

最后，父母一定要牢记，当孩子头皮出现炎症或受到损伤的时候，千万不要让孩子对头发进行梳理。

起床后先刷牙后喝水，孩子才会更健康

有些父母在孩子起床后，会先让他喝一杯白开水，这是一种健康的习惯，因为晨起喝水不仅可以补充身体代谢失去的水分，还能起到清肠的作用，防止便秘。但是，有很多父母都忽略了一个细节，那就是应该在孩子喝水之前先让他刷牙。

孩子晚上睡觉时，牙齿上会残留一些食物的残渣或污垢，它们与唾液的钙盐结合、沉积，就容易形成牙菌斑及牙石。如果起床后直接喝水，就会把这些细菌和污物带入体内，从而危害孩子的身体健康。

但是，有人说，起床后马上喝水，可以把唾液里的消化酶喝进肠胃，当我们吃东西时，有助于肠胃的消化。如果起床后先刷牙，就会把唾液里的消化酶刷走，岂不可惜？

其实，这种想法是多虑的，因为唾液里的消化酶只有在吃东西的时候，才有分解消化食物的作用，不吃东西时，它处于"休息"状态。而人们睡觉时，唾液分泌很少，产生的消化酶也很少。况且，人体胃肠道里本身就有消化酶，唾液产生的只是很少一部分，它的消化作用微乎其微，即使在刷牙时被刷去，也不会影响对食物的消化。

吃饭不做其他事，孩子才能健康

许多孩子从小就没有养成吃饭不说话、不玩闹的好习惯，很多孩子还跟大人一样，端着饭菜跑到客厅一边看电视一边吃，饭粒掉得满地都是，食品垃圾随处乱丢。

吃饭不专心不只是有被呛到的危险，而且进食的速度因分散精力而不统一，有时候吃得快，有时候吃得慢，胃肠的蠕动就会忽快忽慢，引起消化不良。

为了让孩子更健康，让其养成吃饭专心的习惯是很重要的：

（1）吃饭不说话。吃饭也要有吃相，做到吃饭时不说话、不看电视、不听广播、不看书。

（2）吃饭时身体微微向前倾，不能吃得太快，以免噎到。

（3）吃滑溜的食物，如凉粉、果冻之类，尽量不要用力吸，以免将食物吸入气管。

（4）吃饭剩下的鱼刺、骨头不要乱扔，更不要丢在地上。

上述几点，父母需要在日常生活中监督孩子，并且自己要以身作则，这样一来让孩子在吃饭的时候不做其他事也就不是什么难题了。

别任由孩子吐出嘴里的营养

在我们的嘴里，有一种身体赐予我们的珍宝，没有它，我们的胃就无法转动起来，身体也会随即变差，这种珍宝就是嘴里的唾液。但是很多小朋友喜欢将嘴里的唾液随意吐出，这是一种有损健康的行为。

唾液中含有黏蛋白、淀粉酶、溶菌酶、氨基酸以及钾、钠、钙等物质。黏蛋白是保护胃健康的物质；淀粉酶能分解食物中的糖分，使身体易于吸收；溶菌酶有杀菌的作用；氨基酸、钙、钾、钠则是人体所必需的营养成分。

一个人每天能够分泌1~1.5升的唾液，它可以保证口腔的湿润。没有唾液，不但不利于消化吸收食物，而且会让人感到口干舌燥，甚至导致口内发炎。

对于喉咙常常泛酸水的小朋友来说，唾液是最好的治疗"药物"。经常泛酸水是由于胃酸过多，有些小朋友的肠胃功能不好，经常吃了饭就吐酸水，唾液可以起到中和胃酸的作用，所以对于消化不好的小朋友来说唾液显得更珍贵了。

因此，在平时父母不但要教导孩子保护唾液，还要时不时地让孩子吃一些促进唾液分泌的食物，如梨、梅子、黄瓜、蜂蜜等。有些小朋友说话的时候喷唾沫，这时父母不要急着训斥孩子，只要让孩子控制一下自己的语速，说话不要太快，声音不要太大，嘴不要张得太大，自然就会减少喷唾沫情况的发生。

叫孩子起床声音太大会影响孩子的身心健康

不少家长每天早晨唤醒孩子的方式过于简单生硬，这样做不但会有碍孩子的身心健康，而且会影响孩子当天的学习。

叫孩子起床时，轻声细语比态度生硬更有效。大声而高频率喊叫，或强行掀开被子将孩子拉下床，都会在无形中造成孩子的生理障碍。虽然身子已起床，但大脑仍处于睡眠状态，脑波活动在短时间内难以调整过来，这样被喊起来，孩子会出现神情呆滞、反应迟钝、周身发懒、疲惫不堪等。家长应采取以下方式让孩子在轻声细语的呼唤中醒来：一是适当提早唤醒孩子的时间，俯首在孩子耳边轻声细语、低频率地呼唤；二是用手轻摸孩子面颊，或轻轻按摩孩子的脊椎两侧，直到把孩子唤醒；三是诱导孩子自然苏醒，比如在孩子早晨起床时，提前 10 ~ 15 分钟将收音机或录音机打开，播放一些轻音乐，逐渐加大音量，然后拉开窗帘，诱导孩子从睡梦中自然醒来。

这些方法有利于孩子从深睡状态进入浅睡状态，再从浅睡到睁开眼睛。孩子醒后最好允许其躺两三分钟，伸伸懒腰，或闭目养神，再穿衣服下床。

让孩子远看宠物不乱摸

现在的小朋友大多数是独生子女，从小就缺少玩伴，所以父母会买来一些小宠物陪伴他们。但是，医学研究发现，宠物身上隐藏着很多可怕的细菌，如果处理不好就会对孩子的健康带来隐患。

有些孩子喜欢抱着宠物睡觉，宠物身上的细菌就会在这时趁机侵入孩子的体内，危害孩子的健康。以小狗为例，小狗的身上大约有18种病原体会给人带来疾病，小狗还能通过肠寄生虫、跳蚤、螨虫等传播疾病给人。

许多宠物还喜欢亲昵地在小主人身上舔来舔去，如果碰到孩子身上破损的皮肤，细菌和病毒就会进入孩子的身体，引发多种疾病。

所以，为了身体的健康，最好不要养宠物，如果家里已经养了宠物，就要注意宠物的卫生，经常给宠物做清洁和防疫注射。在睡觉时不要和小宠物共枕而眠，不要和小宠物亲嘴、贴脸，也不得和小宠物在一块儿吃东西，与宠物玩耍后要洗手、洗澡，清除身上的宠物毛屑。

父母应该告诉孩子，"狂犬病"是一种危险的传染性疾病。潜伏期长短不一，多数在3个月以内，潜伏期的长短与年龄（儿童较短）、伤口部位（头面部咬伤的发病较早）伤口深浅、入侵病毒的数量及毒力等因素有关。它并不是像我们平时所想的那样只有狗的身上才携带，在猫、鼠等肉食动物的身上也会有。被这些动物咬了容易得"狂犬病"，即使是被抓伤，也容易感染，因此小朋友们一旦被宠物抓伤，父母一定要尽快带其去医院打预防针。

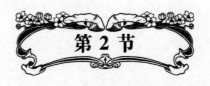

第2节

个人卫生是支撑孩子健康的 "双脚"

让孩子为自己创造一个干净的环境

小朋友们要想获得健康，就必须要注重个人卫生，那么到底什么是个人卫生呢？个人卫生是一种与日常基本的卫生标准相同的良好行为，它可以让我们的身体维持在最健康的状态。比如饭前便后要洗手，衣服、鞋袜等要勤换洗，要尽量保持整洁，勤剪指甲，不乱堆放杂物等。另外，少年儿童要做一些力所能及的事，比如洗一些小衣物、小手帕，收拾自己的书桌与床铺，这些都是良好的个人卫生习惯。

但是，在生活中，有一些小朋友忽略了个人卫生的重要性，把玩具、睡衣、书本杂乱地堆放在床上或书桌上，指甲很长了也不剪，不洗手就去抓东西吃……不注重个人卫生不仅会危害我们的身体健康，还会让我们把这些不良习惯带到成年。

　　所以，父母一定要教小朋友养成良好的个人卫生习惯，整齐地摆放自己的物品，勤换洗衣服，勤洗澡……只有这样，才能让自己处于一个干净的环境中，才能保证细菌不在离我们最近的地方滋生，从而也能守护我们的健康。

唇边清洁不烦恼，养成不舔嘴唇的好习惯

嘴唇出现干燥起皮的情况时，小朋友通常会用舌头去舔嘴唇，想让嘴唇变得湿润一些，但往往适得其反，嘴唇会变得更加干燥，有时甚至会患上唇部疾病。

用舌头去舔嘴唇，只是通过唾液使干燥的嘴唇得到短暂的湿润，当被舔的唇部水分蒸发时，就会带走嘴唇内部更多的水分，而且唾液中含有淀粉酶、黏液素等物质，比较黏稠，舔在发干的嘴唇上面等于涂上了一层"糨糊"，当水分被蒸发后，会引起嘴唇深部结缔组织的收缩，导致唇黏膜发皱，从而造成"越舔越干，越干越舔，越舔越痛，越舔越裂"的恶性循环。嘴唇周围的金黄色葡萄球菌、链球菌等细菌此时还会乘虚而入，形成糜烂、浸渍或结痂等的唇部疾病。

患上唇部疾病后，会导致进食困难，甚至连说话都会很费劲，所以唇部的清洁工作十分重要，小朋友吃完东西时要擦擦嘴，嘴唇上干净了，就不会老去舔了，每天应用温水清洗嘴唇3~4次，平时多饮水，多吃有生津滋阴作用的食物，例如梨等。春秋季节比较干燥，此时嘴唇最容易干燥起皮，所以要涂一些润唇护唇的膏体或精油。

头发是孩子身体的保护伞

一些小朋友，尤其是头发很长的女孩，心中可能一直都有一个疑问，那就是洗头真麻烦，为什么还要洗头呢？

其实，洗头和洗澡是一样的，因为头发是身体的一部分，它对大脑具有一定的保护作用，可以说它是大脑的"保护伞"，如果不经常清洗头发，不仅会出现许多头皮屑，还会影响身体健康。

清洗头发既是一件简单的事情，又是一件不易做的事情，它需要一定的方法和技巧。小朋友们最好养成隔一天洗一次头的好习惯，因为头发天天洗或者很长时间洗一次，都不利于头部的健康。另外，一些小朋友在洗头的时候，总喜欢用指甲挠头皮，这样很容易把头皮抓坏，从而引发感染。正确的洗头方法应该是用手指肚轻轻地摩擦头皮，每次洗头轻揉的时间应为 5～10 分钟，不要随便揉一揉就算了。用肥皂和碱性强的洗发液洗头都不可取，擦头发时不要用毛巾用力搓，因为粗糙的毛巾对柔软的头发伤害很大，最好用毛巾轻轻地擦掉头发上的水。

值得注意的是，在室温很低的情况下和睡觉之前不能洗头，因为洗头后头发是湿的，头上的水分蒸发会带走人体的热量，由于散热增加，人会感到寒冷，开始打哆嗦，上呼吸道的抵抗力也会大大减弱，这时空气中的病毒会通过呼吸道进入身体，生长繁殖，造成上呼吸道感染，引起感冒发烧症状。如果在头发未干的情况下睡着，人体温度调节中枢调节功能低下，更容易感冒。

育儿小贴士

父母在给孩子洗头之前，应该拿木梳把孩子的头发梳通，将打结的地方梳开，这样可以刺激头部皮肤的血液循环，还能够减少断发的出现。

教孩子认真刷牙，健全肠胃靠牙齿

我们在进食的时候，牙齿可以将食物咀嚼碎，这些被咀嚼碎变成糊状的食物进入胃中后能够很容易被消化。我们如果没有牙齿，就会让大块的食物不经咀嚼直接进入胃中，这会加重胃肠的负担，导致各种胃肠疾病，所以说牙齿是胃肠的"卫士"。

另外，牙齿还具有帮助发音和保持脸部外形的功能。没有牙齿，说话喷气时没有阻隔，发音就会发生异变；没有牙齿，脸部和唇部皮肤少了内侧的支撑，便会凹陷下去，脸形变得很难看，影响外貌。

因此，父母要想自己的孩子有一副健全的好牙齿，就要让其从小做起，从第一颗牙生长出来开始，就要好好地保护。

平时，父母要多给孩子吃含钙丰富的食物，并且要认真咀嚼一些蔬菜和坚果，比如芹菜、菠菜、瓜子、榛子等，这些蔬菜和坚果可以增加牙齿硬度和坚固度。

护牙的重中之重是要从小养成刷牙的好习惯，因为牙齿经过一天的咀嚼，有很多沾染了细菌的残渣，这些残渣会慢慢地腐蚀牙齿，并且滋生蛀虫。只有养成爱刷牙的好习惯，才能保证牙齿的健康。所以，父母要让孩子养成早晚刷牙的好习惯，每次刷牙的时间要保证在3分钟左右。

正确的刷牙方法是顺着牙齿生长的方向刷，先将牙刷平放在口腔内，刷毛轻压牙龈的边缘，上牙从上往下刷，下牙从下往上刷，反复刷动。每刷一个地方，需要往返 5~10 次，这样既能清洁牙齿表面和牙缝，又能使牙龈得到适当的按摩。刷完外面，再刷里面。刷上、下前牙的里侧时，应将牙刷竖起来，沿牙缝上下提拉刷动，刷里面大牙的咬合面时，则用横刷的方法来回刷。

让孩子的小手远离污染

"饭前便后要洗手"，这是父母要告知孩子的常识，可就是这个简单的卫生习惯，好多小朋友都不能很好地养成。比如和家人吃饭时，很多小朋友不洗手，直接拿起筷子就吃，这种行为既不卫生，也不礼貌。

双手是我们平时最常用的，我们用它吃饭、写字、劳动……因此它也成为身体上细菌最多的部位，据研究发现，一双没有洗过的手上最多有 80 万个细菌，一克指甲泥污里面藏了 38 亿个细菌，如果我们用这样的手去抓东西吃，就会感染很多细菌。

尽管父母告诉了孩子洗手的重要性，但是有些孩子还是不会洗手，总是匆忙地冲洗一下就去吃饭，这样并不能消灭手上的细菌，正确的洗手方式应该分为七个步骤：

（1）要用温水湿润双手，然后涂抹洗手液（或香皂），掌心相对，手指并拢相互揉搓。

（2）洗背侧指缝：手心对手背沿指缝相互揉搓，双手交换进行。

（3）洗掌侧指缝：掌心相对，双手交叉沿指缝相互揉搓。

（4）洗拇指：一手握另一手大拇指旋转揉搓，双手交换进行。

（5）洗指背：弯曲各手指关节，半握拳把指背放在另一手掌心中旋转揉搓，双手交换进行。

（6）洗指尖：弯曲各手指关节，把指尖合拢在另一手掌心中旋转揉搓，双手交换进行。

（7）洗手腕、手臂：揉搓手腕、手臂，双手交换进行。

另外，父母在让孩子养成经常洗手的好习惯的同时，也要注意保护孩子的小手。洗手时不要让孩子用碱性很强的肥皂，因为皮肤不断分泌油脂，这些油脂起着防止双手干裂的作用，但是碱性肥皂能去除这些油脂，导致手上的皮肤干裂流血。尤其是冬天里寒风一吹，更容易使皮肤缺水，让小朋友们小手上的皮肤变成又黑又干的"土豆皮"。每次洗完手要抹一些乳液或者油脂，这可以弥补因洗手造成的肌肤油脂损失。

别让孩子咬指头，当心病从口入

在我们还不会说话的时候，咬手指头是一种生存本能，这个举动表示我们感到很饥饿。

可是随着年龄的增长，如果还咬手指头、啃指甲，那就是一种很不好的习惯了。

孩子每天都在外面玩，手指头和指甲都存留很多细菌，就算洗手了，也会有很多细菌残留，如果总是伸进嘴里咬，细菌便会慢慢地跑入肚子中，引发肠胃疾病。

一些小朋友还很喜欢把长出来的指甲咬掉，指甲是保护手指头的盔甲，盔甲坏掉了，手指头的皮肤就很容易受伤感染。虽然不会到手指溃烂、需要截肢的程度，但是这个习惯对手部健康有非常不利的影响。

为了孩子的健康，父母一定要帮助孩子改掉咬手指头的坏习惯，分成两种情况：

第一种婴幼儿：

（1）首先，家长要找出宝宝咬手指的原因。有的宝宝咬手指是显示他的精神紧张，如宝宝刚开始独自睡觉时，咬手指是缓解紧张的一种自我安慰行为。

（2）这时，家长就应该先陪陪宝宝，轻轻地拍拍他，让宝宝的身心放松，有一种安全感。

（3）然后安然入睡，不久宝宝就会改掉咬手指的毛病了。

（4）而有些宝宝咬手指是因为家长忽略了给他们剪指甲，指甲长了或出现了毛刺，宝宝觉得别扭，就会自己用嘴咬，久之就会养成咬指甲的坏习惯。所以，家长要经常检查宝宝的指甲，发现宝宝的指甲长了或有了劈、裂现象要及时给宝宝修剪。

第二种少儿：

（1）管住自己的手，养成不咬手指头的好习惯。让双手做一些有用的事情，比如做一些模型，写一些文章，手指头就没有时间进入我们的嘴巴了。

（2）勤洗手，勤剪指甲，让细菌远离我们。

（3）充实自己的知识，对自己充满信心，遇事不紧张。孩子平时一紧张或者遇到老师提问答不上来，就会不自觉地去咬手指头，只要努力学习，充实自己，遇事就能克服紧张，咬手指头的习惯也会改掉很多。

不要随便给孩子挖耳朵

很多人有挖耳朵的习惯，有的甚至拿木柴梗或其他又细又硬的东西，伸到耳朵里，七掏八掏，非把耳屎全部掏出来才感到满足。有些父母觉得孩子的耳朵里有耳屎，很不干净，所以也经常给孩子挖耳朵。其实父母这样做是不对的，因为耳屎对人的健康并没坏处，有时候还会对耳朵起到保护作用。

说到耳屎，就应该了解它是怎样产生的。人的皮肤中有很多皮脂腺，经常分泌出油性物质，这种物质能把耳道中脱落下来的皮屑或吹进耳道的脏东西粘在一起，结成一块一块的东西，于是就形成了耳屎。

身上的脏东西可以通过洗脸洗澡除去，但耳朵孔又细又深，不容易清除，时间久了就会越积越多。如此说来，掏耳朵就像洗脸洗澡那样必不可少了，其实并不是这样，因为在通常情况下，耳屎积多了就会自己掉出来，例如，我们平时吃饭说话，嘴巴一张一合，下巴骨牵动耳朵动来动去，就会慢慢把耳屎抖出来。

适量的耳屎在耳道中，有时还会带来意想不到的好处。例如，一只小虫子钻进耳道，如果让它长驱直入，进入到中耳地区，可能对耳膜造成伤害，一旦耳膜被损害，还会发生中耳炎，引起听力减退。但是，耳道中有了耳屎，就能防止这种意外发生，因为耳屎带有特殊的苦味，小虫子遇到后会自动退出。

挖耳朵带来的最大危害是容易损伤耳道。因为耳道里的皮肤非常娇嫩，尤其是孩子，一不留神就会碰破，容易使耳道感染上细菌，发炎化脓。当然，若是戳破了鼓膜，问题就更严重了。

　　所以，随便给孩子挖耳朵不好，这一点一定要注意。

育儿小贴士

　　有时孩子因为耳屎积得太多，确实痒得难受，听声音不大灵便，父母也可以为他挖一挖。但是，用干净的棉花签伸进去，轻轻卷几下就可以了，千万不要用树枝或带尖儿的东西去挖，那样容易令孩子的耳朵受伤。

钱币是细菌的大仓库，别让孩子胡乱揣钱

　　金钱能买来漂亮的新衣，但它买不来永恒的美丽；金钱能买来美味的食物，但它买来的食物对人体未必有益；金钱能买来崭新的房屋，但是它不一定能让你安居；金钱能买来享乐，但它无法令你永远快乐。

　　金钱上的小小细菌，会带给我们无数病痛，让我们即使花再多的钱，也无法把健康买回。这是因为，经过多次流通、被很多人触摸的钱币上，所沾的细菌和病毒数量是我们无法想象的，这些细菌和病毒有的会引起各种各样的疾病，有的引起感冒发烧，有的会引起胃肠疾病，还有的会引起眼病，致使终身残疾。

　　一个叫雷浩的男孩，平时总是把钱币乱揣，他的妈妈给他买了各种各样的小钱包，可是从来不见雷浩把钱币放进钱包，经常团成一团塞进口袋，要么放进文具盒，或者夹进书本里。

　　钱币上的病菌布满了他生活的每一个角落，雷浩不管碰到哪里，都会沾到钱币上的病菌，他的手上、衣服上、脸上、肌肤上到处都被病菌威胁着。

　　终于有一天，病菌侵袭了雷浩那双明亮的大眼睛，让他得了结膜炎。虽然结膜炎治好了，但是因为雷浩仍然不改掉乱揣钱币的坏习惯，碰到细菌的手再去揉眼睛，眼睛便再次发炎了。

　　由于眼睛反复发病，雷浩的视力渐渐出现了问题，他眼中的

世界也不再明亮，而是蒙上了一层灰影。

　　像雷浩这样乱揣、乱放钱的小朋友有很多，如果我们的孩子仍然不注意用钱卫生，身体就会处在一个时刻被细菌威胁的环境当中。为了让孩子远离钱币的威胁，应该尽早给孩子的钱币找一个安乐的小窝，那就是钱包。有了钱包，孩子可以将钱币整齐地放入其中，既不会因为乱放钱而将钱弄丢，也可以防止钱币污染我们身边的环境，还能减少钱币被外界环境污染的几率，这是一举三得的好习惯，所以，各位家长，赶紧给自己的孩子准备一个钱包吧！

　　除此之外，父母须培养孩子养成良好的卫生习惯，做到以下几点：

　　（1）将钱币放进钱包或者专用的袋子里。

　　（2）手上沾了泥或者油污，不要往钱币上蹭，这样只会越蹭越脏，既污染钱币也污染自己的双手。

　　（3）将钱币规整起来，有序整洁地放在钱包里，这是对钱币的一种尊重。

育儿小贴士

各位家长，你们知道一张纸币上有多少细菌吗？

一张纸币上最少带有400～2000个细菌，最多可达到30～100万个，在人们手中流通的次数越多，细菌的数量就越多。看到这么可怕的数字，你还敢任由孩子把钱币安心地攥在手中或者揣在衣服口袋里吗？

健康的睡觉习惯是孩子
一生的"保护伞"

让孩子养成作息规律的习惯

　　小朋友们常听大人说，只有早睡早起，才能保证身体健康，而且我们也能感觉到，如果前一天晚上有一个良好的睡眠，那么第二天我们就会感到精力非常充沛，这是为什么呢？

　　其实，睡眠就像空气、阳光、水分一样，是我们体内不可缺少的"营养"。它可以帮助我们的大脑消除疲劳，促进生长激素的分泌，增强机体的免疫力，对于正处在生长发育期的我们来说，每天保证 9 个小时的睡眠是很有必要的。

但是，有的小朋友会说，我已经养成熬夜看电视，早晨睡懒觉的习惯了，怎样才能改掉"小懒虫"的称号呢？

这样的小朋友可以为自己制定一个作息时间表，然后严格按照表上的作息时间来要求自己。每天 21 点之前要上床睡觉，并设定闹钟，如果实在起不来，可以把闹钟设定得早一点，让自己有一段缓冲的时间。

另外，如果小朋友刚刚被闹钟叫醒后感到身体很不舒适，可以下床做少量的运动，比如弯腰、伸腿、转动手腕等，这可以帮助我们尽快清醒过来。

改变孩子开灯睡觉的习惯

有些小朋友因为在黑暗中会感到害怕，所以不少家庭整夜地为他们开着灯，这种做法其实是错误的。

在熄灯睡眠后，人体的生理机能协调，代谢平衡。但孩子如果长时间处于人工光源的照射下，由于微妙的"光压力"，孩子的视网膜生理调节会受到干扰，眼球和睫状肌得不到充分的休息，久而久之，就会影响孩子的视力。尤其是直接在光源下的婴儿，一旦醒来便会注视电灯，这种长期的凝视很容易使他们的双眼变成"对眼"。

专家经过研究也发现，晚上经常处于光照环境下的孩子，钙质的吸收会降低 25% 左右。而钙质的缺乏，不仅会引起近视，还会使孩子出现入睡后易醒易惊、体重增长缓慢等许多问题，这对孩子的生长发育不利。另外，还有可能影响中枢神经的保护性抑制，导致孩子出现智力和语言障碍。

所以，为了使孩子健康发育，父母在其入睡后应熄灯，并且不要在孩子身边开灯干活、阅读或看电视。

改变孩子蒙头睡觉的习惯

有些小朋友在冬天因为怕冷，或者是自己一个人睡觉害怕，所以总爱把头蒙在被窝里，这样做对健康是非常有害的。

人在入睡的时候，身体内的各个器官仍然在不停地运动，这就需要吸进新鲜空气，呼出二氧化碳。而蒙头睡觉就会导致这些二氧化碳在被窝里不断积累，容易造成空气污染，使含氧量降低。当空气中的二氧化碳达到1%时，人就会呼吸困难，达到5%时就会出现气喘、头晕、四肢无力等症状。因此，蒙头睡觉的小朋友在清晨起床后，经常会感到头痛、眩晕、精神委靡不振，这就会严重影响白天的学习效率。

另外，由于氧气量减少，孩子感到不舒服，就会挣扎翻动，直到把被子蹬开，有的还会从梦中突然惊醒或大叫大喊，长久下去有损孩子身体健康，蹬开被子也可能使孩子患上感冒、气管炎等疾病。

所以，为了身体健康以及白天能有较高的学习效率，我们在睡觉时千万不要把头蒙住。

培养孩子正确午睡的习惯

经过一个上午的学习，孩子通常会感到很疲劳，这时，利用中午休息的时间小睡一会就显得尤为重要，午睡可以帮助孩子补充睡眠，使其身体得到充分的休息，进而消除疲劳，提高下午的学习效率。虽然午睡很重要，但我们也需要讲究科学的方法，否则可能会适得其反。

首先，午饭后不能立即睡觉。

因为刚吃完饭就午睡，这时胃里充满了食物，很可能会引起食物反流，使胃液刺激食道，轻则让孩子感到不舒服，严重的则可能产生反流性食管炎。所以，午饭后最好先轻微地活动 15 分钟，然后再入睡。

其次，午睡的时间不能过长，达到半个小时左右就可以。

因为睡得时间过长，人就会进入到深度睡眠的状态，大脑中枢神经会加深抑制，体内代谢过程逐渐减慢，醒来后就会感到更加困倦，影响下午的学习。

再次，午睡时最好以平躺姿势为好。

许多人为了省事，习惯坐在椅子上或趴在书桌上睡觉，这样会压迫身体，影响血液循环和神经传导，轻则不能使身体得到调节、休息，严重的可能导致颈椎病。对于实在没有条件而又需要午睡的孩子来说，至少也应该在椅子上或书桌上采取卧姿休息。

虽然午睡是非常重要的，但对于那些没有午睡习惯的孩子，顺其自然是最好的。因为午睡是一种需求和享受，它可以让孩子充分休息和放松心情，但对于没有这种需求的孩子来说，强迫自己午睡，反而会扰乱生物钟，导致疲劳和困倦。

改变孩子吃饱就睡的习惯

　　人在饱餐后往往会有困倦的感觉，但是应注意，小朋友千万不要吃完饭后马上去睡觉。

　　这是因为，人体的各种组织器官，每时每刻都在不停地活动，都需要血液循环来供给营养和氧气。但各组织器官工作性质或劳动强度不同，所需的营养元素和氧气量也有差异。大脑工作量最大，消耗能量也最多，所以在一般情况下，就得供给它较多血液加以照顾。

　　人体血液供给的分配，脑部的血流量占心脏每分钟输出量的15%～20%左右，其次是心脏、肾脏和肝脏，而供应较少的是胃肠、皮肤和骨骼。

　　但当人们饱餐后，胃的工作量加大了，因此就需要更多的营养和氧气，所以，胃本身血液供应比平时就多得多了。而这时候，其他组织器官特别是大脑组织的血流量，便相对地会减少，大脑会出现暂时性缺血缺氧现象，使人发生疲劳困乏想睡觉的感觉。

　　我们吃完饭后如果感到困乏，可稍加休息，适当玩一会，散散步，这有助于腹肌节律性地收缩，使胃肠活动，促进胃肠功能。

　　如果吃饱饭马上上床睡觉，则会影响胃的正常蠕动和消化液的正常分泌，妨碍胃的正常功能，天长日久，会引发消化不良和胃病。

可见，刚吃完饭就睡觉，是一种不良的卫生习惯，因此我们应避免饭后立即睡觉。

改变孩子湿发入眠的习惯

　　夏季炎热，很多孩子习惯睡前冲凉，然后湿着头发、开着电扇或空调即睡，第二天醒来后，感觉头痛乏力或感冒流涕。这是因为，一天当中，人的阳气在午夜最弱，夏季人体本来能量消耗就大，容易疲惫，抵御病痛的能力较低，所以睡前洗头，使水分滞留于头皮，头部的阳气遇冷而凝，长此下去，会导致气滞血淤、经络阻闭。如果洗完头后即睡进空调间里，头部又对着冷空气吹，就会寒湿交加，最容易患病。睡到半夜会感到头皮局部有滞胀障麻木感，伴绵绵隐痛。次日清晨，更会头痛难忍。长此以往，还会引发一种称为头皮下静脉丛炎的疾病，体征检查可触及局部的头皮增厚、增粗，乃至皮下肿块隆起。

　　因此，父母最好不要让孩子睡前洗发，即使洗发也得将头发吹干后或等头发自然干燥后再让孩子去睡觉。

改变孩子赖床的习惯

睡眠对于孩子来说是最好的休息方法，但要注意适度，并不是睡眠时间越长越好。有些孩子因冬天怕冷，秋天困倦，夏天贪凉，在早上总想多睡一会。星期天更甚，不到肚子饿得咕咕叫绝不起床。父母看孩子睡得很香甜，也不忍心把孩子叫醒，一再迁就，任其贪睡懒觉。

其实，长时间的睡眠对身体是有害无益的，在正常情况下，保证每天小学生睡眠 10 小时、中学生 9 小时就足够了。睡懒觉非但无益于孩子生长，还有以下弊病。

（1）孩子常睡懒觉会打乱自身生物钟。每个孩子的内分泌及各种器官的活动有一定的昼夜规律，这种规律调节着孩子自身的各种生理活动，可以让孩子在白天有充沛的精力去学习，晚上能睡一个高质量的觉。如果总是睡懒觉，就会扰乱体内生物钟节律，使内分泌激素出现异常。这样长时间下去，孩子会精神不振，情绪低落。

（2）常睡懒觉还会影响胃肠道功能。孩子最佳的早饭时间一般是 7 点左右，此时晚饭的食物已基本消化完，胃肠会因饥饿而引起收缩。很多孩子为了睡懒觉常常没有时间吃早餐，时间长了，易患慢性胃炎、溃疡等病，也容易造成消化不良、厌食。

（3）爱睡懒觉的孩子身体素质差。俗话说得好："早睡早起身体好。"早晨爱睡懒觉会增加多余的体内脂肪的积累，使孩子发胖。体内脂肪越多，患上疾病的几率就越高。此外，体力锻炼对中枢神经系统和内分泌系统有着良性的刺激作用，能改善新陈代谢过程，如果爱睡懒觉，不参加体育锻炼，则不利于身体素质的增强。

（4）懒觉还能影响孩子肌肉的兴奋性。孩子在经过一夜的休息之后，早晨是肌肉最为放松的时刻。如果醒后立即起床活动，可使血液循环加剧，血液供应增加，从而有利于肌肉纤维的修复能力。而睡懒觉的孩子肌肉组织长时间处于松缓状态，得不到好的锻炼，因此肌肉修复能力差，起床后会感到腿酸软无力，腰部不适。

（5）睡懒觉能降低孩子的记忆力。家长应该培养孩子"黎明即起"的良好生活习惯，即使是节假日也要保持正常的生活规律，按时睡觉，按时起床，这样可使孩子朝气蓬勃，身心健康，对记忆力也有促进。

所以年轻的父母们要培养孩子早起早睡的好习惯，千万不要让孩子睡懒觉。父母可以通过一些技巧引导孩子早起。

（1）应该帮助孩子从小培养按时睡觉和起床的习惯。父母要为孩子制订固定的睡眠时间，无论什么情况都不要轻易打乱。不要因节日、假日、家中来客人、看电视或打游戏等而改变睡眠习惯。

（2）不要让孩子在睡前做剧烈活动。晚上父母不要让孩子做一些剧烈的运动，剧烈运动能导致孩子因为兴奋而长时间无法入睡，进而第二天不能按时起床。晚上临睡前可以让孩子做一些安静的事情，比如看看书，听听音乐，或者写字画画之类的。等孩子感觉到疲倦了，自然就能睡着。

（3）要选择适当的时间叫醒孩子。人的睡眠分几个阶段，早晨多处于做梦阶段。最好的判断方法就是仔细观察孩子在睡眠中睫毛是否颤动，如果有颤动，此时父母最好不要叫醒孩子，不然孩子醒后会情绪不好，身体不舒服，父母无论让做什么，孩子也常不愿配合。

（4）用鼓励的方法让孩子早起。父母不要为孩子赖床而大声训斥，这样孩子会产生逆反情绪，以后更不愿意起床或起床后不愉快。父母应该耐心地对待孩子，起床时多给他一些鼓励的话，亲切的动作，悦耳的音乐，可口的早点，让孩子高兴起来。

（5）对于孩子的赖床可以适当地处罚。父母在处罚不起床的孩子时，应注意公平合理，不可过重，也不可说了不算。如因起床晚就要让孩子自己去学校等。要让孩子为自己的行为付出代价，要让孩子适当吃些"苦头"，避免将来栽大跟头。

父母强迫孩子起床，这种做法对孩子的健康有损害。父母应在早上诱导孩子自然起床，这样孩子才会精神饱满。

让孩子习惯有个正确的睡姿

小朋友在睡觉时一定要选对睡姿，因为错误的睡姿不但会影响睡眠质量，还会影响身体的健康。

那么，什么样的睡姿才是正确的呢？古代人认为屈膝侧卧胜过正面仰卧，我们现代人经过医学研究也发现侧卧是最好的睡姿。因为俯卧会阻碍胸廓扩张，影响呼吸，人体吸入的氧气相对减少，不利于新陈代谢。同时心脏受压，心搏阻力加大，血液循环也会受到影响。

而人体在侧卧时，内脏器官受压较小，胸廓活动自如，有利于呼吸，心脏也不会受到手臂、被子的压迫，两腿屈伸方便，身体翻转自如，这种睡姿能让我们的大脑很快安静下来，由兴奋转为抑制状态，不久就能进入梦乡。

有一句健康谚语叫"坐有坐相，睡有睡相，睡觉要像弯月亮"，所以孩子在睡觉时应采取这样的标准睡姿：身体向右侧卧，屈右腿，左腿伸直；屈右肘，手掌托在头下；左上肢伸直，放在左侧大腿上，这样的睡姿就像一轮弯月亮。

那么有的孩子会问，为什么要向右侧卧，向左侧不可以吗？这是因为我们的胃、肝偏于右侧，左侧卧时会压迫胃部，使胃内的食物不易进入小肠，不利于食物消化和吸收，还会压迫心脏，对患有心脏病的孩子尤为不利。

睡觉时手臂上抬，肩部和上臂的肌肉不能及时得到放松和恢复，时间长了会引起肩臂酸痛。睡觉时高抬双臂，由于肌肉的牵拉，横膈膜产生移位，使腹压增高。特别是睡前进食过饱者，这种现象更为明显。长时间双手高举过头睡眠，会造成对"反流防止机构"的刺激，一旦这种机构的功能被削弱或破坏，就会引起食物连同消化液返流入食管，使管道黏膜充血、水肿、糜烂、溃疡，造成反流性食管炎。因此，睡觉时不宜高抬手臂。

　　当然，人在睡眠中的姿势不可能一成不变，一夜之间，总得翻几次身，以求得舒适的体位，其实无论怎样的睡眠姿势，只要放松身心，舒适而眠就好。

别让孩子趴在桌子上睡觉

午休时间，许多孩子不喜欢在家睡午觉，却习惯于趴在学校的课桌上睡觉。这种休息方式不利于孩子的健康。

首先，人在睡熟之后，由于全身基础代谢减慢，体温调节功能亦随之下降，导致机体抵抗力降低，特别是在气温较低的冬春季，即使背部盖有衣物，醒来后，往往也会发现鼻塞、头晕等症状。同时，当头部枕在手臂上时，手臂的血液循环受阻，神经传导也受影响，极易出现手臂麻木、酸疼等症状。

其次，伏在桌上睡觉还会殃及大脑。这是因为此时头部的位置过高，入睡时流经脑部的血液减少，容易引起脑缺血。经常采用这种方式睡眠，势必会因大脑的氧和其他营养物质减少而造成对大脑功能的影响。

此外，趴在桌子上睡觉容易压迫眼球，使眼睛充血，造成眼部血压升高，甚至还会引起角膜变形，眼睛弧度改变等结果，尤其是高度近视的孩子，经常伏案午睡会严重损害视力。

所以，父母一定不能再让孩子趴在桌子上睡觉了。

运动好习惯是孩子快乐
成长的"调剂品"

让孩子从小养成科学锻炼的习惯

少年时期是我们一生中生长发育最重要的时期，在这一阶段如果我们能够科学地锻炼身体，不仅可以促进身体的血液循环和发育，还可以增强抵御疾病的能力。这对我们一生的健康都会有很大的影响。

在学校时，我们应该好好利用课间操和体育课的时间，积极地参加学校组织的各种体育活动。在周末或节假日的时候，不仅要认真地完成功课，还要和其他小伙伴一起到户外参加一些对身体有益的运动，比如打羽毛球、慢跑。

另外，小朋友在进行体育锻炼的时候，不但要注意身体各部位的协调发展，同时也要发展力量、速度、耐力、柔韧、灵敏、平衡等各项身体素质，提高生活劳动所必需的跑、跳、投掷、攀登和游泳等实用技能，在锻炼中培养果断、机敏、勤奋、吃苦耐劳、大胆沉着的意志品质。只有这样，才能起到健身、强身、养身的功效。

值得注意的是，一些患病的小朋友应该有选择地进行锻炼，患呼吸系统疾病的小朋友在刮大风时应停止体育锻炼，天冷时严格遵守用鼻吸气的原则，避免冷气直入肺部。患心血管系统疾病的儿童不宜做剧烈的运动，锻炼时间以 30 分钟左右为宜。患消化系统疾病的儿童要加强腹肌锻炼，多进行水浴，不可做剧烈运动和引起身体震荡的运动，例如跳高、跳远等。

育儿小贴士

最近几年，青少年近视发病率一直居高不下，有些学校的学生近视患者占到 80%。这主要是因为孩子的大部分时间都是在学校度过的，所以需要长时间地近距离看事物，这就使得晶状体总是处在高度调节的状态，而且孩子在看近处物体时，双眼的眼球会聚向鼻根方向，使眼外肌肉压迫眼球，长期这样就会造成近视。

为了预防孩子患上近视眼，家长可以让孩子经常打乒乓球，每天练习 1~2 个小时，就会收到明显的效果。因为孩子在打球时，双眼以球为目标，不停地上下调节运动，可以改善睫状肌的紧张状态，使其放松和收缩；眼外肌也可以不断活动，促进眼球组织的血液循环，提高眼睛视敏度，消除眼睛疲劳，从而起到预防近视的作用。

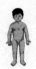

养成运动过后不猛灌水的习惯

人们在运动后会出很多汗，尤其是在炎热的夏天，出汗后人们通常会感到格外的口渴，因此一些小朋友在运动后通常会大量地饮水，这样对健康是非常不利的。

在运动量加大的时候，我们消耗的能量会增加，心跳和呼吸的次数都会有明显的加快。此时，大量带有氧气的血液流向四肢和体表，供肌肉活动的需要。全身血液经过这样的调整，胃肠道的血液量就相对减少了，对水的吸收能力也相应降低。如果运动后立即喝很多水，胃内的水分不能及时送到小肠进行吸收和利用，水就潴留在胃里，孩子会感到不适。另外，被肠胃吸收的那部分水分会进入到血液中，使循环血量增加，这给刚刚结束运动，需要休息的心脏又增加了负担。而且胃内水分过多，胃酸被冲淡，减弱了杀菌和消化的能力。

所以，孩子运动后父母应让其先慢走一会，使呼吸、心跳逐渐减慢而恢复正常，然后才能喝水。在喝水之前先用水漱漱口，湿润一下嗓子，再喝适当的淡盐水，补充运动中流失的水分，这样做才是正确的。

另外，运动后出汗时小朋友一定要用温水洗脸，不能让孩子带着汗水洗凉水澡，也不能马上喝冷饮，吃冰激凌，否则易感冒。

有些运动，孩子不宜过早进行

在生活中，孩子因为运动而造成伤害的事情并不少见，所以父母有必要知道哪些运动孩子不宜过早地进行。

（1）拔河。儿童的心脏正处于发育阶段，自主神经对心脏调节功能尚不完善，当肢体负荷量增加时，就必须依靠提高心率来增加供血量。拔河时孩子需要屏气用力，有时一次憋气可能长达十几秒钟，当孩子由憋气突然变成开口呼气时，静脉血流也会突然涌向心房，损伤孩子的心房壁。

拔河除了会对孩子的心脏造成影响，还可能会伤到他们的"筋骨"。儿童时期肌肉主要是纵向生长，固定关节的力量非常弱，骨骼弹性大而硬度小，拔河时极易引起关节脱臼和软组织损伤，抑制骨骼的生长，严重时还会引起肢体变形。

（2）倒立。孩子的眼压调节功能是比较强的，但是如果经常进行倒立或者每次倒立的时间很长，就会损害眼睛对眼压的调节，从而影响眼睛的发育。

（3）滑板。儿童的身体正处在生长发育的关键时期，如果经常玩滑板，就会造成腿部肌肉过分发达，影响身体的全面发育，甚至会影响孩子的身高。

（4）掰手腕。掰手腕时需要屏气，这样会使孩子胸腔内压力急剧上升，静脉血向心脏回流受阻，而后，静脉内滞留的大量血液会猛烈地冲入心房，对心壁产生过强的刺激。而且孩子四肢各关节的关节囊比较松弛，坚固性较差，掰手腕时很容易发生扭伤。

（5）兔子跳。孩子在做兔子跳运动时，身体重心所承受的重量相当于自身体重的 3 倍，每跳一次，膝盖骨所承受的冲击力相当于自身体重的 1/3，这样很容易造成韧带和膝关节半月板损伤。

别让孩子像你一样饭后百步走

俗话说，"饭后百步走，能活九十九"。很多家长受到这句话的影响，不仅自己每次吃完饭后要出去活动一下，而且还让孩子跟着自己一起活动。那么，这种做法是否有益于孩子的健康呢？

孩子在吃完饭后，胃部正处于充盈状态，这时必须保证胃肠道有充足的血液供应，以进行初步消化。如果饭后马上活动，血液就必须抽出一部分来满足身体其他部位的需要，供应给胃肠的血液就会相应地减少，食物也就不会得到充分的消化。而饭后让孩子适当休息一下再活动，就可以保证胃肠道得到更多的血液供应量。

另外，胃里的消化液是由吃进食物的条件反射而产生的，胃部饱满，胃液才能分泌旺盛。如果饭后立即活动，胃部在活动中快速蠕动，把没有经充分消化的食物过早地推入小肠，使食物的营养得不到充分的消化与吸收。有些孩子感觉"吃饱"了，不过是胃感觉到胀满，而营养却没有吸收进体内，身体仍然处于"饥饿"状态。这个时候匆忙起身活动，势必会有一部分血液集中到运动系统，这样就延缓了消化液的分泌，破坏了胃的正常消化，容易诱发功能性消化不良。

所以，孩子在饭后是不宜立即行走的，应先坐下来休息，过20~30分钟以后再开始活动。

空腹锻炼不健康，别让孩子饿着运动

孩子上学之后，运动成了必要的课程，这时候妈妈们要加倍小心了。所有妈妈都知道，孩子在吃饱的时候不能剧烈运动，否则会引起消化不良，但有些妈妈认为，空腹运动能让孩子感到更饥饿，在运动之后就可以吃下很多东西，其实这样的想法也是错误的。

医学研究发现，人体在运动的过程中，体内的血糖被大量消耗，如果这个时候处于空腹状态，没有任何食物给身体提供糖分，血糖浓度就会迅速降低，脑部供养不足，出现头晕、眼前发黑和心慌等症状，一不小心就会昏倒，发生危险。

孩子正处于生长发育期，身体每天都在生长，需要大量的营养，更何况小朋友活泼好玩，喜欢做游戏和运动，因此食物的供给应该更加及时。为了孩子的健康，也为了孩子能快乐、自由地活动，妈妈们应当记住，不管一天当中的什么时候做运动，都应保证孩子不是饿着肚子，这样才能通过运动获得健康的体魄。

在孩子运动时，妈妈应当注意以下几点：

（1）运动前如果孩子感动饥饿，应适当给孩子补充营养，大概是孩子平时饭量的一半或者更少一些就可以，补充之后还要等孩子消化一会儿再投入运动。

（2）运动中，孩子一旦有身体不舒服的感觉，要立刻停止。

（3）孩子运动后不要让他大量进食，只要正常吃饭就可以补充失去的能量。因为孩子在做完运动之后，虽然处于饥饿的状态，但胃的消化功能比平时弱，如果在这时候猛吃东西，很容易引起胃胀、肚子疼，严重的还会出现急性胃炎。

孩子运动要讲求适度原则

"生命在于运动"，这句名言现在已经深入人心，并影响了无数人，"运动有益于健康"的说法也流行，那么果真如此吗？

一个人如果长时间做过量的运动，就会使大脑机能受到损伤，尤其是儿童，过量运动极容易让他们出现注意力不集中、失眠、健忘等现象。

而且对于儿童来说，有些运动损伤是难以彻底恢复的，严重时甚至会影响到他们正常的生长发育。例如，儿童在每天中都在做超过自身承受能力几倍的大运动量，就会使他们的肌肉长期处于极度疲劳的状态而导致肌肉疲劳损伤，从而留下运动损伤后遗症。

另外，正处于生长发育阶段的孩子，关节中的软骨还没有完全成长，长时间的过度磨损就会损伤膝盖的软骨，长大后孩子很容易患关节炎。

我们都知道，人的精气储藏在人体深处，持续缓慢地供应着人体的日常生活所需，而做大量运动时要耗费人体的大量精气，这就会逼迫人体把原本应该储藏起来慢慢使用的精气在短时间内大量释放出来，以维持人体的需要。

孩子时代运动过度，可能当时并没有什么不适的感觉，但长大成人后很多疾病就可能找上门来，这在那些专业运动员的身上体现得最为明显，他们中的很多人，年龄稍大后身体出现的问题通常会比普通人多。

所以，运动虽然有益健康，但是关键在度，不要盲目相信所有的运动都是有益于人体健康的，一定要把握好适度的原则。

想要孩子体质好，经常进行赤脚走

在生活中，因为害怕孩子会把脚划伤，所以父母一般都不愿意让孩子光着脚到处乱跑。其实，从健康的角度来说，让孩子经常赤脚走是非常有益的。

人的脚是由骨头、肌肉、肌腱、血管、神经等组成的运动器官，脚上的穴位众多，有许多穴位是与内脏器官连接的神经反应点，所以中医认为脚是人体之根，脚部血液循环的好坏，与脑、骨盆内的血液循环密切相关。孩子经常赤脚活动，有利于促进全身血液循环和新陈代谢，并可以调节自主神经和内分泌功能，提高机体对外界变化的适应能力，能预防神经系统和心脑血管疾病。赤脚活动对锻炼踝关节的柔软性也至关重要，如果踝关节僵硬或柔软性差，孩子在活动时不仅易疲劳且极易跌倒，在走路较多的情况下，足弓会变硬甚至变形。孩子经常赤脚活动，还可以满足孩子喜欢光脚的愿望。大多数孩子活泼好动，特别是在炎热的夏季，孩子鞋内又潮又闷，而孩子皮肤娇嫩，对细菌的抵抗力差，赤脚可以减少因穿鞋不当而引起的鸡眼、脚癣、脚部软组织炎症等。

所以，家长在能保证孩子安全的情况下，不妨让孩子在大自然中多进行赤脚锻炼，这对他们的身心健康是大有好处的。

孩子应该选择适合自己的运动

"橘生淮南"的典故我们都知道，说的是同样的橘子分别生长在淮河的南北，结果味道变得不一样，这是因为它们生长的地方不同，因此土壤、气候、水质也不一样，所以会发生一定的变化。

其实，我们的身体也一样，不同的小朋友生在不同的地方，有着不同的饮食习惯和身体素质，而且小朋友们所处的年龄阶段也不同，因此在进行体育锻炼的过程中，身体能承受多大的运动量，自己比较适合哪种运动也是有所不同的。小朋友在进行体育锻炼时，一定要遵循自身的生长发育规律来选择适合自己的运动。

6岁以下的孩子的运动要以游戏性项目为主，也可以利用各种玩具进行游戏，例如：骑童车、玩皮球等，通过这些运动就能起到锻炼身体的作用。6~10岁的孩子应该选择那些能够增强身体平衡性、灵敏性的项目，如游泳、体操等。10岁以上的孩子要进行有利于生长发育的运动，可以参加田径运动，例如：短跑、跳高等，这可以有效地训练身体的灵敏性和速度，促进机体的反射活动；另外可以扩展胸廓、促进呼吸、增强肌力和神经机能，并可提高身体的抵抗力，有助于塑造健美体型。13~14岁及以上的孩子，可以参加各种球类活动，如篮球、足球等。